Hermanussen · Gonder **Der Gefräßig-Macher**

Michael Hermanussen

Ulrike Gonder

Der Gefräßig-Macher

Wie uns Glutamat zu Kopfe steigt und warum wir immer dicker werden

3. Auflage

S. Hirzel Verlag Stuttgart

Dank

Unser Dank gilt den Mitarbeitern der Großküche des Klinikums Heidelberg, die uns halfen, auf riesigen Herdplatten winzige Portionen zuzubereiten, und die hinterher die Töpfe spülten.
Herzlich bedanken möchten wir uns bei Frau Dorle Stegemann, Herrn Prof. Dr. med. Georg Hoffmann und dem gesamten Team vom Aminosäurelabor der Universitätskinderklinik Heidelberg: für die freundliche Aufnahme und für die Analysen. Von der „Pürier-Aktion" werden wir noch oft und gerne erzählen.
Bea und Frank gebührt ein besonders dickes Dankeschön: für die Motivation von Anfang an, fürs Zuhören und Mitreden, für die moralische und kulinarische Unterstützung.

Bildnachweis

Abb. 1: Michael Hermanussen
Abb. 3: Nach Nagy 2004
Abb. 4: Nach Waldeyer 1973
Abb. 7: Michael Hermanussen
Abb. 8: Nach Havel 2001
Abb. 9: Nach Löffler & Petrides 2003
Abb. 11: Nach Hallschmid et al. 2004
Abb. 12: Michael Hermanussen
Abb. 13: Michael Hermanussen
Abb. 14: Labor der Universitätskinderklinik Heidelberg, Prof. Georg Hoffmann

Bibliografische Information der Deutschen Nationalbibliothek
Die Deutsche Nationalbibliothek verzeichnet diese Publikation in der Deutschen Nationalbibliografie; detaillierte bibliografische Daten sind im Internet über http://dnb.d-nb.de abrufbar.

ISBN 978-3-7776-2226-2

3. Auflage 2012
2., korrigierte und ergänzte Auflage 2009
1. Auflage 2008

Birkenwaldstraße 44, 70191 Stuttgart
Printed in Germany
Einbandgestaltung: deblik, Berlin
Fotos: Diana Strizhigotskaya, Olga Mirenska, Franz Pflueg, Anette Linnea Rasmussen
Druck & Bindung: Kösel GmbH & Co. KG, Krugzell

www.hirzel.de

Vorwort

„Die Zunahme der Fettleibigkeit hat weltweit alarmierende Ausmaße erreicht." So beginnen seit knapp einem Jahrzehnt fast wortgleich zahlreiche wissenschaftliche Artikel. „Deswegen essen wir auch nur noch Halbfettmargarine", so die bisher übliche Antwort der Ernährungswissenschaft. Doch mit diesem Ansatz kommen wir offenbar nicht weiter, denn die Fettleibigkeit nimmt weiter zu, und alle Halbfettmargarine der Welt vermochte daran bis jetzt nichts zu ändern.

Auch bei der Therapie der Adipositas treten wir weitgehend auf der Stelle. Zwar scheint die Fettsucht auf den ersten Blick einfach zu behandeln: weniger Essen, mehr Bewegung – fertig. Aber ganz offensichtlich funktioniert diese simple Lösung nicht. Wissenschaftliche Untersuchungen bestätigen, was viele aus eigener leidvoller Erfahrung kennen: den Jojo-Effekt. Praktisch jeder Gewichtsverlust wird nach Abschluss der Diätphase durch einen nahezu identischen Gewichtsanstieg wieder zunichtegemacht. Deswegen muss nach anderen Erklärungen und Hilfen gesucht werden.

Warum haben wir dieses Buch geschrieben? Damit Sie, liebe Leser, – auch wenn Sie beleibt sind – trotz aller Verbote wieder Lust aufs Essen bekommen. Sie sollen endlich wieder zu traditionsreichen Gerichten, gern aus Omas Küche, zurückfinden, die man Ihnen seit Jahren vorzuenthalten versucht. Denn wir sind der Meinung, dass Kalorien- oder Fettsparen der falsche Weg ist, um der Fettsucht entgegenzuwirken. Der wichtigere Ansatzpunkt ist die Appetitsteuerung. Inhalt dieses Buches ist daher ein Blick in die körpereigene Appetit- und Sättigungsregulation und die Analyse eines wichtigen Störfaktors, des Glutamats. Auf das Glutamat wurden wir eher zufällig aufmerksam, doch nach den ersten Recherchen war klar: Wir haben es hier mit einem äußerst wichtigen „Gefräßigmacher" zu tun.

Weil wir kein Lehrbuch schreiben wollten, haben wir eine Gratwanderung gewagt zwischen Unterhaltungslektüre, Sachbuch und Scientific Review, also wissenschaftlicher Übersicht. Wir fanden die Dialogform amüsant: Der Arzt und Professor spricht, aber er wird immer wieder von der Ökotrophologin, der Ernährungswissenschaftlerin, unterbrochen. So ist das Leben.

Und weil wir nicht alles auf einmal aufnehmen können, sondern immer nur Bruchteile von Zusammenhängen erfassen und begreifen, und weil die Zusammenhänge mitunter kompliziert sind, wählten wir die Form eines Puzzles. Die Puzzleteile sind überwiegend Originalarbeiten aus der wissenschaftlichen Literatur, die wir Ihnen in verständlicher Form näherbringen möchten. Zusammen ergeben sie ein buntes und manchmal überraschendes Bild, das an einigen Stellen durchaus noch nicht fertig ist.

Wir möchten Sie einladen, Teilchen für Teilchen mit uns zu lesen, zu zweifeln, zu lachen und sich auch gut zu unterhalten. Wir fanden die Forschung zum Thema Glutamat und Appetitsteuerung äußerst spannend und wollten sie aus ihren Kellern und Labors holen. Wir möchten Sie, liebe Leser, daran teilhaben lassen. Und obwohl die Materie hier und da trocken wirken mag, hoffen wir, Sie neugierig machen zu können, Ihre Lust auf Wissen zu wecken und für ausreichend Lesespaß zu sorgen. Denken Sie sich also immer auch ein Augenzwinkern dabei – aber bedenken Sie beim Einkaufen auch den bitteren Ernst der Geschichte.

Michael Hermanussen und Ulrike Gonder
Aschauhof und Hünstetten, im Juli 2007

Prof. Dr. Michael Hermanussen, Jahrgang 1955, studierte Medizin in Hamburg, arbeitete viele Jahre an der Universitätskinderklinik in Kiel und in San Diego, USA. Der seit fast 20 Jahren praktizierende Kinderarzt und Wissenschaftler beschäftigt sich derzeit mit Appetitstörungen und den Ursachen der globalen Adipositas. Beim Einkaufen stolperte er förmlich über das Thema Glutamat, woraufhin er intensiv recherchierte und eine Menge interessanter Forschungsergebnisse zutage förderte. Diese und die stete Verharmlosung der Substanz brachten ihn dazu, die zusammengetragenen Puzzleteilchen aufzuschreiben.

Ulrike Gonder, Jahrgang 1961, studierte Ökotrophologie in Gießen. Die Ernährungswissenschaftlerin arbeitet seit 1994 freiberuflich als Autorin, Referentin und Journalistin. Sie brachte die zahlreichen Puzzleteile des Professors ein wenig in Form, entsorgte überzählige Teile, baute gelegentlich selbst eines ein und hakte immer wieder einmal dazwischen.

Inhalt

Große Portionen und Nahrung im Überfluss

Wie die Welt kugelrund wird und warum wir meist brav unsere Teller leer essen

Es geht in dieser Welt / Umher ein böser Geist
Und die, die er befällt, / Die macht er rattenfeist.
Der Geist / Bringt Leid,
Er heißt / Gefräßigkeit.
(M. H.)

Ich muss Ihnen etwas gestehen: Ich esse gern Leberwurst. Ich esse auch gern Käse, besonders Parmesankäse, geraspelt auf Spaghetti bolognese. Soll ich Ihnen auch sagen, warum ich das so gern esse? Lachen Sie nicht, es ist ganz banal: Es schmeckt so gut. Spaghetti bolognese schmeckt sehr vielen Menschen gut, vor allem den geschmacklich unvoreingenommenen. Dazu gehören Kinder und solche, die kindlich geblieben sind, die sich im Lauf ihres Lebens nicht zu einem Gourmet entwickelt haben, mit diesen besonderen Vorlieben für glibberige Austern und ausgefeilte 5-Gänge-Menüs. Ihnen schmeckt auch Pizza gut, und dass vielen die Burger von McDonald's und Co. gut schmecken, belegen die Umsatzzahlen zweifelsfrei.

Bei Spaghetti bolognese darf der Teller gern voll sein, randvoll. Manchmal esse ich so viel davon, dass mir nach dem Essen schlecht ist. Aber das gehört nicht hierher, noch nicht. Sie werden es noch erfahren, später. Zuvor möchte ich Sie einladen, mit mir in ein gedankliches Puzzlespiel einzutauchen: das Puzzle vom Essen, von Appetit und Sättigung, von Biochemie und von Gefräßigkeit, das sich allmählich zusammenfügt.

Das Thema Essen, Appetit und Sättigung beschäftigt mich schon länger, aber jetzt ist es an der Zeit, mit meinem „Ernährungs-Appetit-Puzzle" an die Öffentlichkeit zu gehen. Denn es sieht so aus, als würde uns gerade unser allgemeines „Wissen" um gesunde Ernährung – insbesondere das Sparen von Fett und das ständige Diäthalten – ernährungsmäßig zum Verhängnis.

Die Menschen sind so gefräßig wie noch nie in ihrer Stammesgeschichte und werden Jahr für Jahr mit atemberaubender Geschwindigkeit fettleibiger. Wir hatten uns daran gewöhnt, dass unsere Kinder im Durchschnitt immer größer werden – immer mehr von ihnen werden aber auch immer dicker. Ein Blick auf die Entwicklung der Körpergröße deutscher Wehrpflichtiger zeigt zudem, dass der Trend zu höherem Wuchs fast erloschen ist, und wenn wir die Entwicklung des Körpergewichts dagegen halten – Wehrpflichtige werden in-

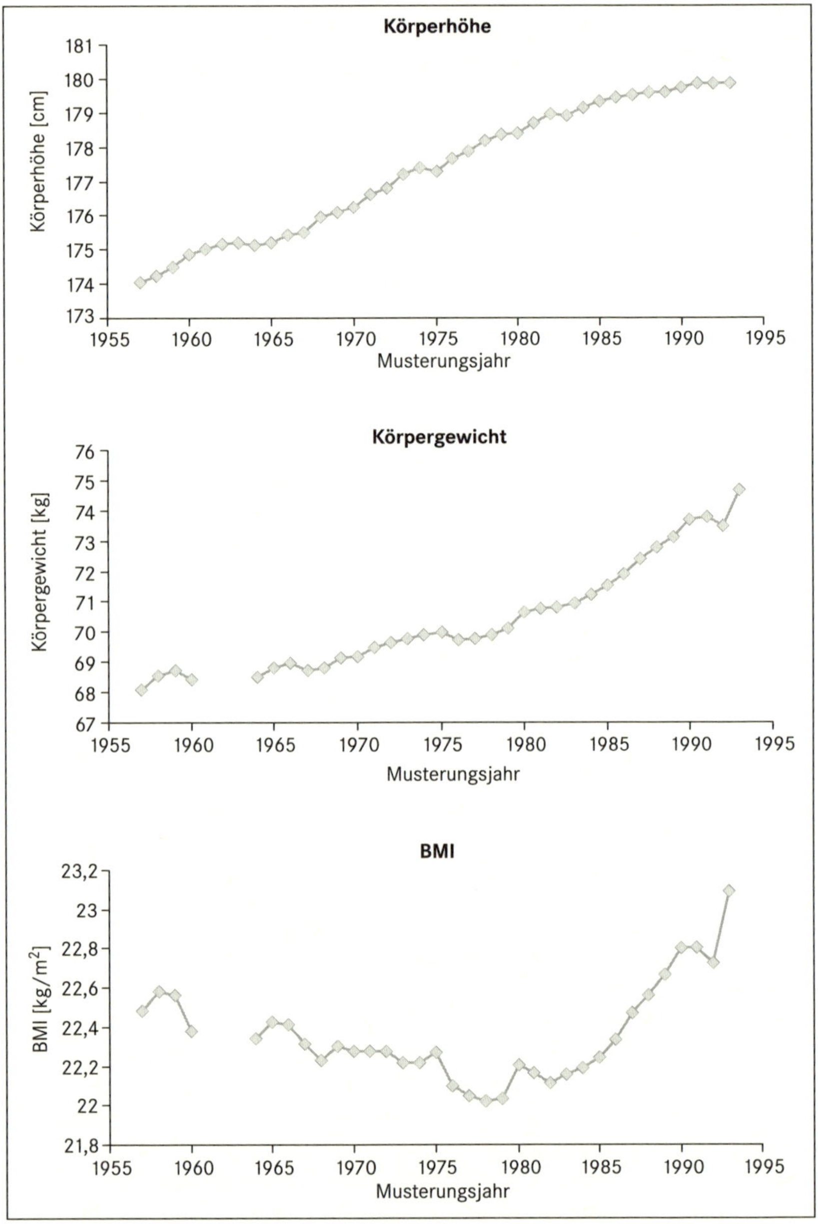

Abbildung 1: Mittelwerte für Körperhöhe, Körpergewicht und Body-Mass-Index deutscher Wehrpflichtiger. Das steigende Längenwachstum ist zu Ende – sie werden nur noch dicker.

zwischen von Musterungsjahrgang zu Musterungsjahrgang im Mittel um etwa 400 g schwerer – dann wird uns klar, dass hier Fürchterliches geschieht.

Das Immer-dicker-Werden ist nicht nur ein deutsches oder ein englisches oder ein amerikanisches Problem, es ist ein globales. Sobald in den Entwicklungsländern der Hunger beseitigt ist, ist es nicht so, dass sich das Körpergewicht normalisiert: Nein, ein immer größerer Teil der ehemals hungernden Menschen wird übergewichtig.

1. Alle Welt wird dicker

Mendez et al. 2005

Michelle Mendez und ihre Mitarbeiter aus dem Carolina Population Center der Universität von North Carolina, USA, berichten, dass in den Städten Ägyptens inzwischen 70 % der Frauen übergewichtig sind, in den Städten Mexikos sind es 65 %, in Peru 60 %, selbst in afrikanischen Ländern wie Niger, Malawi, Ghana – und die Liste ist noch deutlich länger – ist mehr als ein Viertel der weiblichen städtischen Bevölkerung übergewichtig.

Erstmals gibt es zumindest bei den Frauen mehr über- als untergewichtige – und damit ist die Fettsucht inzwischen auch ein Problem der Entwicklungsländer geworden, und zwar nicht so sehr ein Problem der oberen sozialen, immer schon gut genährten Schicht. Fettsucht ist auch in den Entwicklungsländern ein Problem der unteren sozialen Schicht, schreibt Frau Mendez. Wie bei uns.

Wie das kommt? Genau das möchte ich mit Ihnen Stück für Stück erkunden. Lassen Sie uns also zusammen puzzeln. Ich habe immer gern gepuzzelt, schon als Kind. Wichtig war für uns damals, dass keine Vorlage benutzt wurde, dass erst beim Spielen langsam klar wurde, welches Puzzle wir gerade zusammenlegten und wie das ganze Bild aussehen würde. Manchmal fehlten Steine, manchmal waren überzählige Steine auf dem Haufen, beispielsweise wenn wir am vorangegangenen Sonntag versehentlich zwei Puzzles in dieselbe Kiste geschüttet hatten.

Ich habe in den letzten Monaten viele kleine Wissenssteinchen für ein „Ernährungs-Appetit-Puzzle" zusammengetragen. Jedes von ihnen ist ein kleines Fizzelchen in einem großen Bild. Viele dieser Steinchen sind bekannt, doch ich möchte sie für Sie neu zusammenfügen, zu einem großen Bild, das anders ist als das, das wir bisher kannten. Das Bild, das wir kannten, hat uns beim Verständnis unserer Ernährungsprobleme bisher nicht recht weitergeholfen. Das neue Bild wirft ein neues Licht auf viele Erkenntnisse, gibt neue Antworten auf alte Fragen. Also, los geht's.

Jeder weiß, dass man mehr isst, wenn man sich viel auf den Teller füllt, und weniger, wenn man sich sparsamer bedient. Aber wer viel isst, müsste nach dem Essen eigentlich satter sein und erst später wieder Hunger haben. Unser Appetit sollte das „Essenauffüllverhalten" auf lange Sicht irgendwie ausgleichen. Das hatte ich jedenfalls erwartet, bis ich auf die Arbeit von Barbara Rolls und ihrem Team von der Pennsylvania State University stieß.

2. Vom großen Teller wird mehr gegessen

Rolls et al. 2002

Die Wissenschaftlerinnen rekrutierten über Zeitungsaufrufe 51 Versuchspersonen im Alter zwischen 21 und 40 Jahren für ihre Essstudie. Die Teilnehmer wurden mit verschiedenen psychologischen Tests untersucht und zu allgemeinen Persönlichkeitsmerkmalen und natürlich zu ihren Essgewohnheiten befragt. An 4 Tagen, jeweils im Wochenabstand, mussten sie ins Labor kommen und ein Standard-Mittagsmenü essen. Es gab entweder ein Tellergericht oder eine Schüssel zum Selber-Portionieren. Die Portionsgrößen der Tellergerichte variierten zwischen 500 und 1000 g.

Dieses Essen im Labor entsprach keinem üblichen Restaurantbesuch. Vielmehr mussten zahlreiche Bedingungen eingehalten werden, damit sich die Ergebnisse dieser Testessen auch wirklich vergleichen und interpretieren ließen: Am Vorabend durfte nicht später als 22 Uhr gegessen werden, zum unmittelbar vorangegangenen Frühstück musste ein Mindestabstand von wenigstens 3 Stunden eingehalten werden und das auf das Testessen folgende Abendbrot sollte sich nicht von anderen üblichen Abendmahlzeiten der jeweiligen Personen unterscheiden.

Vor dem Essen befragte man die Versuchspersonen nach ihrem Hungergefühl und bat sie abzuschätzen, wie viel sie wohl essen wollten. Dann erhielt jeder seine Testmahlzeit, bestehend aus einem typisch amerikanischen Fertiggericht (Makkaroni und Käse; 500, 625, 750 oder 1000 g), Möhrenstäbchen (30 g), einem Schokoriegel (17 g) und einem Liter Wasser. Alle Versuchspersonen waren aufgefordert, so viel oder so wenig zu essen, wie sie wollten; Möhrenstäbchen und Schokoriegel sollten sie aber ganz verzehren. Die Teller wurden vor und nach der Mahlzeit gewogen, die Dauer der Mahlzeit dokumentiert. Während der Mahlzeiten saßen die Personen einzeln und durften weder lesen noch irgendeiner anderen Beschäftigung nachgehen.

Sie merken schon: Das sieht wirklich nicht nach Restaurantbesuch aus. Aber Ernährungsforschung ist kniffelig, weil es so viele Einflüsse auf das Essverhalten gibt. Deswegen versucht man, die Rahmenbedingungen in den Studien möglichst konstant zu halten. Zudem sind nur Ergebnisse, die unter solch strikten Bedingungen gewonnen werden, vergleichbar, reproduzierbar, das heißt, sie können in irgendeinem anderen Labor dieser Welt wiederholt und nachgeprüft werden.

Die Autorinnen konnten zeigen, dass die Probanden mit zunehmender Portionsgröße tatsächlich mehr aßen – und zwar unabhängig davon, ob sie ein fertiges Tellergericht bekamen oder die Mahlzeit aus einer Schale schöpften.

Selbst wenn man Personen, die aus Prinzip immer den Teller leer essen, von der Auswertung ausschloss, bestand ein klarer Zusammenhang zwischen Angebot und Verzehr. Die Versuchspersonen konsumierten im Mittel

» 355 g von der 500-g-Portion,
» 374 g von der 625-g-Portion,
» 400 g von der 750-g-Portion und
» 434 g von der 1000-g-Portion.

Das heißt: Wird die Portionsgröße von 500 auf 1000 g verdoppelt, verzehren Versuchspersonen fast 80 g mehr Käsenudeln. Das ist ein gutes Fünftel mehr an Nahrung, entsprechend rund 170 zusätzlichen Kilokalorien (kcal).

Schauen wir die anderen Ergebnisse dieser Studie an. Etwa die Frage, ob die „Gefräßigeren" denn wenigstens satter waren als die Teilnehmer, die sich mit weniger Nudeln zufriedengegeben hatten. Sie ahnen es vermutlich: Die Antwort lautet nein. Als die Wissenschaftlerinnen die Versuchspersonen nach dem Essen nach Hunger und Sättigung fragten, zeigte sich keinerlei Zusammenhang zur verzehrten Käsenudelmenge, weder bei Dicken noch bei Dünnen. Auch waren Völlegefühl, Durst oder Übelkeit bei den Viel-Essern nicht häufiger als bei den Wenig-Essern. Der einzige Faktor, der die Verzehrmenge beeinflusste, war die Größe des Nudelbergs zu Beginn der Mahlzeit.

3. Das Angebot regelt die Nachfrage

Tordoff 2002

Auch Michael Tordoff vom Monell Chemical Senses Center in Philadelphia, USA, forschte über den Einfluss des Nahrungsangebots auf die Nahrungsaufnahme, berichtet uns allerdings über Ratten. Tordoff bot den Tieren zwar immer das gleiche Futter an, variierte aber die Anzahl der Trinkflaschen. Er teilte seine Ratten in zwei Gruppen. Neben üblicher Rattennahrung und Trinkwasser erhielten die Tiere zusätzlich Zuckerlösung: Einer Gruppe wurden fünf Trinkwasserflaschen und eine Flasche Zuckerlösung angeboten, der anderen eine Trinkwasserflasche, aber fünf Flaschen Zuckerlösung. Alle Flaschen wurden nach Bedarf stets nachgefüllt. Trotzdem tranken die Ratten mit fünf Flaschen Zuckerlösung deutlich mehr, nahmen wesentlich mehr Kalorien zu sich, legten um ein Viertel mehr Körperfett zu und waren nach 36 Tagen fast 10 % schwerer als die Ratten, die nur mit einer Flasche Zuckerlösung vorliebnehmen mussten. Das Experiment zeigt, dass der Appetit auch bei Laborratten von der Menge des Nahrungsangebots abhängt.

Das bestätigt: Je größer der „Käsenudelberg" auf dem Teller oder in der Schüssel, desto mehr wird gegessen. Und da wir heute überall und den ganzen Tag von tausenderlei „Käsenudelbergen" und „Zuckerlösungsflaschen" umgeben sind, ist es eigentlich kein Wunder, dass viele von uns dauernd zu viele Kalorien zu sich nehmen und im Lauf der Zeit immer dicker werden. Die Fachwelt spricht längst vom „obesogenic environment", von der fettsüchtig machenden Umwelt.

Vielleicht haben Sie sich schon gefragt, wie ich überhaupt darauf gekommen bin, mich mit Essen, Appetit und Sättigung und der ganzen Biochemie zu beschäftigen. Das ist eine längere Geschichte, die ich Ihnen aber nicht vorenthalten will. Es begann im Frühsommer des Jahres 2002, als Stanley Ulijaszek aus Oxford einen Vortrag in Tübingen hielt, der mich nachhaltig beeindruckte. Mit Stan verbindet mich eine lange Freundschaft. Er ist Anthropologe und Spezialist für südpazifische Völker und verbrachte schon viele Monate seines Lebens in Papua-Neuguinea sowie auf anderen Inseln des Südpazifiks. Vor einigen Jahren hatten wir gemeinsam Dörfer im Purari-Delta im Süden Papua-Neuguineas besucht und wissenschaftliches Material über Lebensgewohnheiten, Ernährung und den Gesundheitszustand dieser Menschen gesammelt.

In Tübingen berichtete Stan von den Bewohnern der Cook-Inseln, genauer gesagt von den Veränderungen ihrer Ernährungsgewohnheiten seit 1952 und ihrer Neigung, immer fettleibiger zu werden. Zwar erwähnten schon die Berichte des Entdeckungsreisenden James Cook den muskulösen und insgesamt stattlichen körperlichen Wuchs der Insulaner, und Fotografien aus dem 19. Jahrhundert zeigen wuchtige Häuptlinge; Fettsucht gab es damals aber noch nicht. Sie wurde erst zu Beginn der zweiten Hälfte des 20. Jahrhunderts zu einem Problem, also zu einer Zeit, als sich die Ess- und Lebensgewohnheiten der Insulaner drastisch änderten.

4. Dick durch bessere Nahrung?

Ulijaszek 2003; 2005

Die Cook-Inseln sind eine winzig kleine Inselgruppe im Südpazifik, die man in den meisten Atlanten kaum finden kann. Das liegt nicht nur an ihrer liliputanischen Größe, sondern auch daran, dass man die Inseln dort suchen muss, wo sich – beim Aufschlagen des Atlas auf der Doppelseite „Pazifik" – üblicherweise die blaue linke und die blaue rechte Hälfte des Ozeans treffen. Dort, ganz in der Mitte des Buches, sind sie versunken, weil der Buchbinder nicht aufgepasst und sie beim Falten und Binden hat verschwinden lassen. Ich konnte sie auch erst finden, nachdem ich meinen Atlas auf den Seiten „Pazifik" fast auseinandergebrochen hätte. Bei seinem Vortrag berichtete mein Freund Stan von drei anthropologischen Untersuchungen auf Roratonga, der Hauptinsel des Archipels, aus den Jahren 1952, 1966 und 1996. Die letzte Untersuchung hatte er selbst durchgeführt.

Ursprünglich ernährten sich die Bewohner des Südpazifiks von Bananen, Süßkartoffeln, Tarowurzeln, Kokosnüssen und Fisch von den Korallenriffen.

Nun wurden immer größere Mengen westlicher Nahrung importiert. Das Angebot an Kokosfett verringerte sich um 60 % und wurde durch tierische Fette und „westliche“, raffinierte Pflanzenfette kompensiert. Im gleichen Zeitraum kam immer weniger Fisch auf den Tisch, während das Fleischangebot von 8 auf 122 g pro Kopf und Tag stieg. Die tierischen Lebensmittel – anfangs überwiegend Schaf und Lamm – wurden meist aus Neuseeland importiert, später kamen große Mengen gefrorener Hühnchen und immer mehr Reis und anderes Getreide dazu.

Es gibt keine Zahlen zu den tatsächlichen Verzehrmengen, nur Zahlen zum Angebot auf den Märkten. Das aber muss anfangs noch verschwenderisch gewesen sein. Rein rechnerisch fanden sich im Jahr 1966 mehr als dreimal so viele Nahrungskalorien auf den Märkten der Inseln als notwendig gewesen wären, um das Gewicht der Bevölkerung, gemessen anhand des Körpermasse-Index (oder aus dem Englischen: Body-Mass-Index, BMI) zu halten.

Body-Mass-Index

Der BMI berechnet sich aus Körpergewicht und Körpergröße nach der Formel:

Körpergewicht (kg) geteilt durch Körpergröße (m) im Quadrat

Ein Beispiel: Jemand ist 80 kg schwer und 1,80 m groß, dann hat er einen BMI von 80 : (1,80 x 1,80) = 80 : 3,24 = 24,7

Als normal für eine erwachsene Person gilt ein BMI bis zu 25 kg/m^2. Bei BMI-Werten zwischen 25 und 30 kg/m^2 spricht man von Übergewicht, bei mehr als 30 kg/m^2 von Adipositas.

Doch auch das änderte sich. 30 Jahre später lagen nur noch rund doppelt so viele Nahrungskalorien – aber überwiegend von Nahrungsmitteln moderner westlicher Herkunft – auf den Märkten, wie notwendig gewesen wären, um den BMI der Bevölkerung zu halten. Die faserreichen Tarowurzeln, die Kokosnüsse und die Fische waren größtenteils vom Speiseplan verschwunden.

Ernährungsfachleute hätte das alles beruhigen können: eine immer noch reichliche Versorgung, weniger gesättigte, dafür mehr ungesättigte Fette – Kokosfett gehört nicht zu den von der Ernährungswissenschaft favorisierten Fetten –, mehr Kohlenhydrate und eine größere Vielfalt im Nahrungsangebot. Was Stan bei seinem Vortrag zeigte, waren jedoch erschreckende Statistiken über eine epidemische Ausbreitung der Fettsucht. Im Jahr 1952 schwankte der mittlere BMI erwachsener Frauen zwischen 26 und etwas über 28. Das war der Normalzustand auf den Cook-Inseln – James Cook hatte ja schon auf den stattlichen Wuchs der Südsee-Insulaner hingewiesen. Mit Übergewicht oder Fettsucht hatte das nichts zu tun. Doch damit war es bald vorbei: 1966 hatte bereits mehr als die Hälfte der 30- bis 39-jährigen Frauen einen BMI von 30 überschritten, die 40- bis 49-Jährigen waren schon in diesen Jahren so dick wie heute.

Inzwischen haben Frauen aller Altersstufen einen mittleren BMI von fast 34 und gelten nach üblicher Definition als fettsüchtig. Fettsucht macht krank. Auf manchen Inseln von Papua-Neuguinea ist inzwischen fast ein Viertel der erwachsenen Bevölkerung zuckerkrank. Und wer zuckerkrank ist, hat ein deutlich erhöhtes Risiko, einen Herzinfarkt zu erleiden, an Krebs zu erkranken, zu erblinden, nierenkrank zu werden und früher zu sterben.

Stans Vortrag und seine erschreckenden Zahlen wurden von den Zuhörern weitgehend hingenommen. Einige stellten höfliche Fragen, aber mich quälte die Suche nach möglichen Erklärungen. Ich fragte Stan später, was er denke. Er ist Pragmatiker, und ich erinnere mich, dass er etwas dickfellig und leicht belustigt meinte, er könne es nicht ändern, und beurteilen wolle er es auch nicht, er habe nur dokumentiert, was er vorfand. Wir wechselten damals bald das Thema. Ich blieb aber unbefriedigt.

5. Von der Energiedichte zum Übergewichte

Rolls et al. 2006; Keighley et al. 2007

Ich will mal versuchen, einen Zusammenhang zwischen den Nudelbergen von Barbara Rolls und den Veränderungen auf den Cook-Inseln herzustellen – und Frau Rolls hilft mir dabei. Sie hat nämlich in mehreren Studien neben Nudelbergen und Portionsgrößen auch den Einfluss der Energiedichte auf die Kalorienzufuhr untersucht. Energiedichte heißt nichts anderes als der Kaloriengehalt pro Volumen- oder Gewichtseinheit einer Speise, also zum Beispiel die Kalorien pro 100 oder 500 g Pizza oder pro 200 ml Bananenmilch.

Was auf den ersten Blick banal erscheint und wenig Sinn bei einzelnen Lebensmitteln hat, wird spannend beim Blick auf komplette Mahlzeiten oder auch ganze Tagespläne. Es hat sich nämlich gezeigt, dass Menschen – egal ob dick oder dünn – dazu neigen, ein bestimmtes Volumen an Nahrung zu essen. Das hat mit der Magenfüllung und dem Vagusnerv zu tun, die zur Sättigungsregulation beitragen. Dazu wird sich der Professor noch äußern.

Frau Rolls hat jedenfalls herausgefunden, dass eine hohe Energiedichte – also viele Kalorien bei kleinem Volumen – dazu führt, dass mehr Kalorien gegessen werden und dass Leute dick werden, wenn die Energiedichte ihrer üblichen Nahrung hoch ist. Der Effekt ist übrigens unabhängig vom Fettgehalt der Nahrung – auch dazu später mehr – und wirkt mit der Portionsgröße zusammen. In einer von Rolls Untersuchungen aßen Frauen 56 % mehr Kalorien, wenn ihnen eine große Portion mit einer hohen Energiedichte vorgesetzt wurde. Sie fühlten sich dabei aber nicht besser gesättigt und hatten bei der folgenden Mahlzeit auch nicht weniger Hunger. Daher gelten Energiedichte und Portionsgröße als wichtige Faktoren fürs Dickerwerden. Umgekehrt essen die Leute weniger, und zwar ohne zu hungern, wenn Energiedichte und Portionsgröße sinken. Lebensmittel, die die Energiedichte am besten verringern, sind vor allem wasserreich: Gemüse, Salate und Obst.

Was war auf den Cook-Inseln los? Die traditionelle Ernährung war ausgewogen und reich an Nährstoffen bei einer mäßigen Energiedichte. Zwischen 1961 und 2000, so Ulijaszek in seiner späteren Arbeit, war die Energiedichte durch die importierten stärke-, eiweiß- und fettreichen, aber wasserarmen Lebensmittel gestiegen. Folglich futterten die Insulaner mehr und wurden fett. Auch andere Autoren haben das beschrieben, beispielsweise auf Samoa.

Den Professor beschäftigte inzwischen aber etwas anderes, denn er hatte Ungeheuerliches in der heimischen Wurst entdeckt ...

Vom Glutamat als Neurotransmitter und von Tierversuchen

Wie man bei Ratten dafür sorgt, dass sie klein bleiben und gefräßig werden, und die Entdeckung von Rattengift in der Wurst

Einige Wochen nach dem Vortrag über den Anstieg der Fettsucht bei den Bewohnern der Cook-Inseln ging ich mit meiner Frau einkaufen. Das ist ein seltenes Ereignis, ich gehe ungern einkaufen. Ich habe keine Geduld vor den Regalen, ich finde nichts und schon gar nicht das, was ich suche, oder das, was man mir aufgetragen hat zu kaufen. Auch diesmal muss ich beim Einkaufen gelangweilt gewesen sein, denn ich erinnere mich, vor der Kasse stehend die Rückseite der Wurstverpackung gelesen zu haben. Ich lese üblicherweise genau, im Detail und Wort für Wort. Und so stutzte ich sehr über das Wort „Mononatriumglutamat".

Mononatriumglutamat – oder kurz und etwas vereinfachend Glutamat genannt – wird landläufig als Geschmacksverstärker bezeichnet. Darunter versteht man Substanzen, die in der Lage sind, den Eigengeschmack einer Speise zu betonen. Dieses Mononatriumglutamat besteht aus einem (Mono) Teil Natrium – das kennen Sie als Bestandteil des Kochsalzes – und einem Teil Glutaminsäure. Beides zusammen bezeichnet der Chemiker als das Natriumsalz der Glutaminsäure oder eben als Mononatriumglutamat.

Glutaminsäure ist eine Aminosäuren und damit ein Baustein fast aller Proteine (Eiweiße). Sie ist also ein Bestandteil der Nahrung, ein natürlicher Teil unserer täglichen Kost. Das Glutaminsäuremolekül ist klein, es besteht aus nur fünf Kohlenstoffatomen, an denen einige Sauerstoff- und Wasserstoffatome sowie ein einzelnes Stickstoffatom hängen. Im Körper entsteht und vergeht es, der Körper verwandelt es in andere Substanzen und er verwendet es zum Bau von körpereigenem Eiweiß. Je mehr man sich in den Stoffwechsel dieser Aminosäure vertieft, desto mehr überrascht die Fülle ihrer Stoffwechselwege. Wer wollte auf die Idee kommen, dass mit diesem Eiweißbaustein irgendetwas nicht stimmt?

Worüber man spricht

Bevor es jetzt richtig losgeht, müssen wir die Begriffe klären. Begrifflichkeiten sind immer ein Gräuel, aber bitte! Versuchen Sie mir zu folgen. Schauen Sie einfach auf die folgende Abbildung:

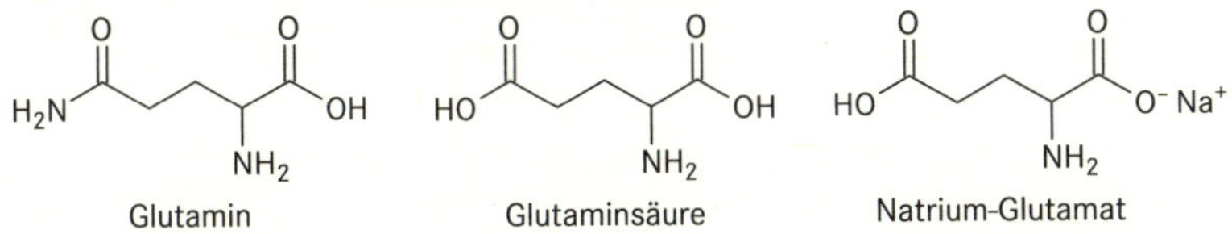

Abbildung 2: Glutamin, Glutaminsäure und Glutamat - drei ähnliche Moleküle

Glutamin ist eine Aminosäure mit zwei Stickstoffatomen. Es hat eine Zwillingsschwester, die Glutaminsäure. Diese hat nur ein Stickstoffatom. Beide Aminosäuren kommen im Körper vor und sie verwandeln sich ineinander. Glutamin kann sein Stickstoffatom abgeben und sich in seine Schwester Glutaminsäure verwandeln. Glutaminsäure wiederum kann ein Stickstoffatom einsammeln und sich in Glutamin zurückverwandeln. Im Eiweiß, das ja aus Ketten von Aminosäuren besteht, kommen beide Geschwister vor. Wird Eiweiß im Körper verdaut oder in der Fabrik hydrolysiert, also chemisch zerkleinert, werden die Einzelbestandteile frei. Bei dieser Gelegenheit gibt das Glutamin meist sein Stickstoffatom ab und verschwindet auf diese Weise. Darum sprechen wir bei Ernährungsfragen nur von der Glutaminsäure - Glutamin spielt keine Rolle mehr.

Und Natrium-Glutamat? Das Salz der Glutaminsäure? In wässriger Lösung, so wie es im Körper herumschwimmt, liegt es in zerlegter Form vor: als Kation und als Säurerest. Glutamat ist der Säurerest der Glutaminsäure. Im Körper liegt Glutaminsäure also immer als Glutamat vor.

Glutamat ist aber nicht irgendeine Substanz, die man aufnehmen kann und die wieder ausgeschieden wird. Es hat zwei außergewöhnlich wichtige Bedeutungen: Auf der Zunge vermittelt das Glutamatmolekül einen eigenen Glutamatgeschmack und im Zentralnervensystem dient es als Neurotransmitter. Neurotransmitter sind Botenstoffe. Sie werden von Nervenzellen gebildet und dienen dazu, Informationen zwischen den Nervenzellen weiterzuleiten.

6. Glutamat als Neurotransmitter

Wenn unsere Nervenzellen Informationen weiterleiten, bedienen sie sich elektrischer Ladungen. Anders jedoch als beim Strom, der aus der Steckdose direkt in den Stecker der Nachttischlampe weitergeleitet wird, muss die elektrische Ladung bei der Umschaltung von einer Nervenzelle zur anderen eine „Lücke" überwinden. Zwischen den Nervenzellen befindet sich ein kleiner Spalt, die Synapse. Hier endet vorerst die elektrische Erregung der Nervenzelle, und es passiert etwas Besonderes: Die Nervenzelle entlässt einen extra für diesen Zweck produzierten chemischen Botenstoff, den Neurotransmitter. Der Neurotransmitter zischt durch den Spalt und trifft gegenüber auf die Nachbar-Nervenzelle. Hier löst der chemische Botenstoff wieder eine elektrische Erregung aus und gibt so seine Information weiter.

Kurze Zeit später werden die in den synaptischen Spalt entlassenen Neurotransmitter von besonderen Transportsystemen wieder eingesammelt und aus dem Spalt entfernt. Das ist sinnvoll, sonst wäre die Synapse schon nach wenigen Informationsübertragungen voll und die Nachbarzelle wüsste nicht mehr, was Sache ist: Kam der Transmitter gerade erst an oder vagabundiert er mit Informationen herum, die längst nicht mehr aktuell sind?

Und wie erkennt die Nachbarzelle einen Neurotransmitter? Sie hat einen speziellen Empfänger, einen sogenannten Rezeptor. Rezeptoren funktionieren wie eine Miniaturmechanik nach dem Prinzip von Schloss und Schlüssel. Leben ist großenteils Miniaturmechanik – aber ich schweife ab. Der Botenstoff ist der Schlüssel, der auf den Rezeptor der Nachbarzelle trifft.

Wer schon einmal des Nachts an seinem Schlüsselbund genestelt und versucht hat, die Haustür mit dem Garagenschlüssel zu öffnen, weiß, dass Schlüssel nur in bestimmte Schlösser passen. Das ist in unserem Körper nicht anders. Hormone etwa schwirren zwar durch den ganzen Organismus, sie wirken aber nur dort, wo sie auf die richtigen Rezeptoren treffen. Nehmen wir beispielsweise das männliche Geschlechtshormon Testosteron, für das es Rezeptoren auf Barthaarwurzelzellen gibt. Trifft das Hormon auf solche Zellen, werden sie aktiv, teilen sich und das Bartwachstum beginnt, gleichgültig ob Mann oder Frau. Weil Frauen weniger Testosteron produzieren als Männer, wächst bei ihnen kaum Bart.

Nun bin ich beim Damenbart angekommen, obwohl ich Ihnen doch von Essstörungen berichten wollte. Zurück zum Glutamat. Glutamat ist ein Botenstoff zwischen Nervenzellen, und darum gibt es Rezeptoren, sogar mehrere verschiedene Rezeptoren, für diese Substanz. Einer von ihnen – er scheint für das Essverhalten der wichtigste zu sein – ist der sogenannte NMDA-Rezeptor.

NMDA-Rezeptoren sind kleine Kanäle, die von außen nach innen durch die Zellwand einer Nervenzelle führen. Trifft ein Glutamatmolekül im synaptischen Spalt auf einen NMDA-Rezeptor der Nachbar-Nervenzelle, kann sich der Minikanal öffnen, und nun strömen Kalzium-Ionen in die Nervenzelle. Der NMDA-Rezeptor ist also ein Kanal für elektrisch geladene Kalzium-Ionen.

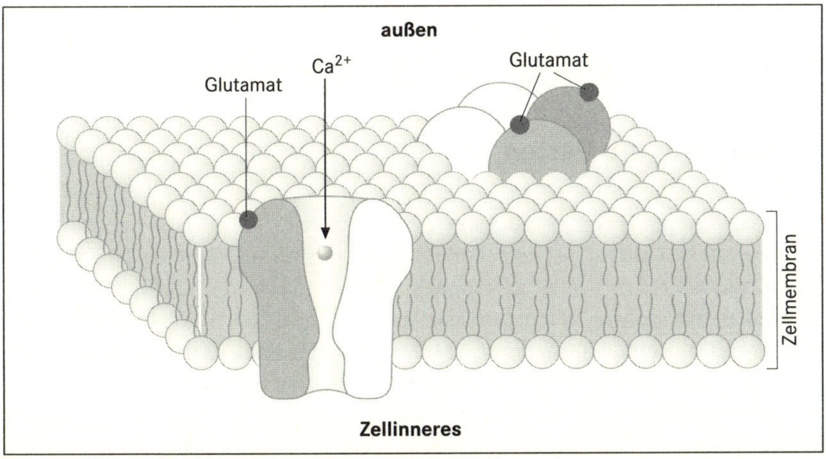

Abbildung 3: Der NMDA-Rezeptor für Glutamat (Ca^{2+}: Kalzium-Ion). Erklärung im Text

Glutamat-Rezeptoren

Glutamat bindet an verschiedene Rezeptoren. Auf der Zunge bindet es an den Glutamat-Geschmacksrezeptor, im Hirn bindet es an zahlreiche weitere Rezeptoren, von denen der NMDA-Rezeptor derjenige ist, der in der Appetitregulation eine entscheidende Bedeutung hat. NMDA steht für N-Methyl-D-Aspartat. Und was ist das?

Die Namengebung von Rezeptoren richtet sich üblicherweise nach den Substanzen, die bei ihnen wie ein Schlüssel ankoppeln und eine Wirkung auslösen. Man nennt diese Substanzen auch „Liganden". Glutamat ist Ligand für viele verschiedene Rezeptoren, die nun aber nicht alle Glutamat-Rezeptor heißen können. Man würde sie verwechseln.

Es gibt künstliche chemische Produkte, die dem natürlichen Glutamat so ähnlich sind, dass sie ebenfalls an Glutamat-Rezeptoren binden. Eines dieser Produkte ist N-Methyl-D-Aspartat, ein Verwandter der Aminosäure Aspartat, aber eben nur ein Verwandter. Er ist dem Glutamat so ähnlich, dass der uns so wichtige, aber leider etwas trottelige Kalziumkanal die beiden verwechselt. Ja, er hält den Verwandten nicht nur für echtes, sondern sogar für „besseres" Glutamat und öffnet ihm die Kanalschleuse noch bereitwilliger. Darum nennt man ihn N-Methyl-D-Aspartat- oder NMDA-Rezeptor.

Wandern elektrisch geladene Kalzium-Ionen in eine Zelle hinein, verändert sich die elektrische Spannung zwischen „draußen und drinnen", und nun kann sich ein neuer elektrischer Funke auch in der Nachbarzelle entwickeln und von ihr weitergetragen werden. Auch bei mir – immer noch vor der Kasse des Supermarkts stehend – funkte es: Ich las Mononatriumglutamat auf der Wurstpackung und war plötzlich erregt. Denn ich kannte das Glutamat als eine Substanz, mit der sich Nervenzellen vergiften lassen, zumindest bei Laborratten.

7. Jesus und die Ratten

Mit Jesus Tresguerres verbindet mich ebenfalls eine langjährige Freundschaft. Er arbeitet in Madrid, ist experimenteller Endokrinologe, also Hormonforscher, und hat einen großen Versuchstierstall. Vor etwa 15 Jahren rief er mich an, weil er von meinen Wachstumsmessungen gelesen hatte. Ich hatte jahrelang Kinder mithilfe einer speziellen Apparatur extrem genau vermessen und war in der Lage, schon nach wenigen Tagen festzustellen, ob sie wachsen oder nicht.

Jesus wollte wissen, ob man mit solch einem Gerät auch Ratten messen könne. Und so ließ ich bei einem Kieler Feinmechaniker mein erstes kleines handliches Präzisionsmessinstrument für Tiere bauen. Zuerst für Kaninchen. Kaninchen beißen nicht und wachsen schnell. Ich änderte dann die Konstruktion, sodass wir die Ratten messen konnten. Auch diese Messungen waren so genau, dass wir innerhalb von Stunden sehen konnten, wie die Tiere wuchsen.

Genau diese Rattenmessungen blitzten mir durch den Kopf, als ich auf der Wurstpackung im Supermarkt „Mononatriumglutamat" las. Ich glaube, meine Frau zweifelte damals etwas an meinen geistigen Fähigkeiten. Die Verbindung zwischen eingeschweißter Salami und rotäugigen Laborratten ist nicht besonders eng. Wenn ich schon an Wurst, Spanien und Jesus dachte, hätten mir wenigstens die schönen Tage in Madrid einfallen können, die Ausflüge zu den Weinproben, das hervorragende Essen. Ich blieb jedoch bei den Ratten hängen – und dachte sofort auch wieder an die Cook-Inseln.

Jesus arbeitete damals über das Wachstumshormon. Es wird in der Hirnanhangdrüse, der Hypophyse, produziert. Und diese Produktion wird im Zwischenhirn gesteuert. Kommt es zu Störungen in dieser Steuerung, bricht auch die Wachstumshormonproduktion in der Hypophyse zusammen. Wir untersuchten die Wirkungen von Wachstumshormon an Ratten und wir brauchten dazu nicht nur gesunde Tiere, sondern auch Tiere mit Wachstumshormonmangel. Ratten mit einem Wachstumshormonmangel muss man kaufen oder man muss gesunden Tieren die Hirnanhangdrüse herausoperieren, aber das ist aufwendig und teuer. Auf der Suche nach einer eleganteren Lösung fielen uns die Studien von Olney und Holzwarth-McBride ein ...

8. Glutamat schädigt das Gehirn

Holzwarth-McBride et al. 1976; Olney & Sharpe 1969; Olney 1969

Holzwarth-McBride und Mitarbeiter hatten vor inzwischen fast 40 Jahren die Wirkung von Mononatriumglutamat auf Nervenzellen des Nucleus arcuatus untersucht. Der Nucleus arcuatus ist ein winzig kleiner Haufen ganz besonderer Nervenzellen. Er liegt mitten im Gehirn, und seit längerem weiß man, dass er auch für die Appetitregulation notwendig ist. Die Gabe von Mononatriumglutamat zerstört bei neugeborenen Mäusen, bei Ratten und bei jungen Rhesusaffen einen Großteil dieser Nervenzellen. Dabei geht nicht nur die Produktion von Wachstumshormon zurück, auch die Appetitregulation nimmt Schaden.

9. Glutamat hält Ratten klein

Bloch et al. 1984

Wie diese Vergiftung vonstatten geht, wurde erst einige Jahre später im Detail geklärt. Seit 1984 weiß man, dass im Nucleus arcuatus ein Hormon produziert wird, das die Produktion und Ausschüttung von Wachstumshormon regelt und unter dem fürchterlichen Namen Wachstumshormon-Releasing-Faktor bekannt ist. Bloch und seine Mitarbeiter hatten neugeborenen Ratten Mononatriumglutamat gespritzt und beobachtet, dass dies zu einem völligen Verlust derjenigen Nervenzellen führte, die den Wachstumshormon-Releasing-Faktor produzieren.

Um für wissenschaftliche Versuche die Regulation der Wachstumshormonproduktion zu zerstören, empfahlen die Autoren schon damals statt zu operieren eine Glutamatbehandlung. Genau das taten Jesus Tresguerres und ich in den vergangenen Jahren. Wenig später wurde bekannt, dass die Glutamatbehandlung nicht nur bei neugeborenen, sondern auch bei erwachsenen Tieren die Appetitregulation zerstört.

10. Glutamat macht Ratten gefräßig

Reddy et al. 1986

Mohan Reddy und Mitarbeiter von der Washington State University spritzten erwachsenen Ratten Mononatriumglutamat unter die Haut, und zwar in denselben Mengen, die bei den Experimenten mit neugeborenen Tieren verwendet worden waren, und verglichen die Wirkung mit der von harmloser Kochsalzlösung. Mit Mononatriumglutamat behandelte Tiere waren deutlich gefräßiger, und zwar in Abhängigkeit von der verwendeten Menge. Mononatriumglutamat stört demnach die Appetitregulation bei Ratten aller Altersgruppen und stimuliert auch bei erwachsenen Tieren die Fresslust.

Genau das ging mir durch den Kopf, während ich immer noch in der Warteschlange vor der Supermarkt-Kasse stand. Nun wollte ich die eingeschweißte Wurst partout nicht mehr kaufen. Meine Frau versuchte mich damit zu beruhigen, dass Mononatriumglutamat ein Geschmacksverstärker und schon seit

Menschengedenken in der Wurst sei, dass jeder davon esse und dass es bestimmt unbedenklich sei. Ich weiß auch gar nicht mehr, ob wir die Wurst letztlich gekauft oder zurückgelegt haben, auf jeden Fall begann ich nach diesem denkwürdigen Einkaufserlebnis herumzutelefonieren, zu recherchieren und zu lesen. Was um alles in der Welt treibt Glutamat in der Wurst?

11. Entdeckung des Glutamatgeschmacks

Lindemann 2001

Glutamat wird als Geschmacksverstärker deklariert, aber das ist falsch. Glutamat ist kein Geschmacksverstärker in dem Sinne, dass es einen vorhandenen Geschmack verstärkt, Glutamat ist selbst ein Geschmack. Neben den vier bekannten Geschmacksrichtungen, die Sie möglicherweise aus dem Biologieunterricht kennen – süß, sauer, salzig und bitter – gibt es einen fünften Geschmack: umami. Der Begriff stammt aus dem Japanischen und heißt soviel wie köstlich. Der Umami-Geschmack wurde vor fast genau 100 Jahren entdeckt und ist verantwortlich für die typische geschmackliche Note von glutamatreichen Nahrungsmitteln wie Hühnerbrühe, Fleischextrakt und altem Käse. Sie wissen ja bereits: Glutamat ist der Säurerest der natürlichen Aminosäure Glutaminsäure, es ist als Bestandteil in jedes Eiweiß eingebunden und ein natürlicher Teil unserer Alltagskost. Wenn Eiweiß zerfällt, beispielsweise bei der Reifung von Käse und Schinken, wird vormals gebundene Glutaminsäure freigesetzt und kann dann als freies Glutamat an den Umami-Geschmacksrezeptor auf der Zunge andocken. Deshalb vermitteln Käse und Schinken die charakteristische Umami-Geschmacksnote, die die frische Milch und das tote Schweinebein vorher nicht hatten.

Wenn es für Glutamat einen eigenen Geschmacksrezeptor gibt, dann drängt sich natürlich die Frage auf, wozu wir diesen brauchen. Eine mögliche Erklärung lautet, dass der Umami-Rezeptor uns hilft, eiweißreiche Lebensmittel zu finden, damit wir genügend Eiweiß aufnehmen. Und weil Eiweiß ein lebensnotwendiger Nährstoff ist, mögen wir den Umami-Geschmack so gern.
Die meisten Säugetiere fahren auf „umami" ab, wobei ihre Geschmacksknospen in der Regel auf viele Aminosäuren reagieren, also auf zahlreiche Bausteine des Nahrungseiweißes. Der Mensch ist etwas wählerischer: Seine Umami-Rezeptoren reagieren vor allem auf die Aminosäuren Glutamat und Aspartat (Chandrashekar et al. 2006).

12. Wundersame Glutamatvermehrung im Schinken

Ninomiya 1998

Der Japaner Kumiko Ninomiya zitiert in seinem dicken Aufsatz über natürliches Glutamat eine eindrucksvolle spanische Untersuchung über die geradezu wundersame Vermehrung von freiem Glutamat während der Reifung des berühmten spanischen Schinkens Jamón Ibérico, nach dem auch ich mir bei meinen Madridbesuchen immer wieder die Finger lecke. Sie lesen richtig: wundersame Vermehrung. Während 48 Stunden nach der Schlachtung des Schweins nur knapp 6 mg freies Glutamat in 100 g Schinken vorkommen, sind es nach sorgfältiger Behandlung und 12-monatiger Trocknung über 300 mg Glutamat. Ich gebe zu, bei der Trocknung entfleucht das Wasser, aber selbst wenn das berücksichtigt ist, hat sich der Gehalt an freiem Glutamat um den Faktor 25 vermehrt. Darum leckt man sich die Finger danach. Und wer nicht 12 Monate warten will und seiner Nahrung gleich freies Glutamat zusetzt, erzeugt den leckeren Umami-Geschmack sofort. Darum kommt Glutamat in die Wurst.

Mit dem Zusatz von Glutamat lässt sich nicht nur Geschmack erzeugen, es lassen sich auch teure Rohstoffe sparen. Für manch einen Hersteller mag es daher lohnend sein, etwas weniger Fleisch einzusetzen und den „fehlenden“ Geschmack durch Glutamat „aufzufüllen“.

Glutamat hat auch beim Menschen eine Doppelfunktion: Es regt erstens den Appetit an, weil es gut schmeckt, und zweitens, weil es die neurogene, das heißt die durch Nervenzellen vermittelte Appetitregulation des Zentralnervensystems beeinflusst. Das wusste ich zu diesem Zeitpunkt zwar noch nicht sicher, ahnte es aber. Damals, im Sommer 2002, begann ich daher intensiver zu sammeln und zu puzzeln.

Es wurde geradezu eine Art Hobby von mir, die Fleischereiabteilungen der ländlichen Lebensmitteldiscounter zu besuchen und an den Tresen nach Zusatzstoffen zu fragen. Wenig ergiebig, kann ich nur sagen. Mit befremdlichen Blicken förderte man aus verborgenen Regalen Ordner und Zettelsammlungen zutage, man ließ mich in kaum gelesenen Mappen blättern. Ich fand Produktlisten, Zusatzstoffe zum Färben, Konservieren und Würzen, Aromen, auch Glutamat. Mengenangaben fehlten bis auf wenige Ausnahmen. Längst waren die Damen und Herren in den Fleischereiabteilungen überfordert und verwiesen auf Lieferanten. Doch auch die Lieferanten waren überfordert, sie verwiesen auf die Hersteller.

Damals telefonierte ich das erste Mal mit Herrn K. Herr K ist für die Wurstherstellung in einem großen norddeutschen Fleischverarbeitungsbetrieb verantwortlich und war außerordentlich interessiert. Auch er konnte mir nicht sagen, wie viel Mononatriumglutamat sich in seinen Produkten befindet, und beklagte, dass die Hersteller von Gewürzmischungen keine Mengen deklarieren müssen. Aber er versprach, sich zu informieren. Wenig später telefonierten wir erneut. Die für seine Wurstherstellung verwendeten Würzmischungen führten bei korrekter Beimischung zu einer Konzentration von etwa 6 g Glutamat pro kg Wurst. Ähnliche Mengenangaben erfuhr ich von anderen Herstellern. Auch salzige Snacks und Chips enthalten zwischen 3 und 6 g Mononatriumglutamat pro kg.

Ich begann, das Thema wissenschaftlich zu bearbeiten. Im Jahr darauf, 2003, publizierte ich mit meinem spanischen Kollegen unseren ersten wissenschaftlichen Artikel zu diesem Thema: „Does high glutamate intake cause obesity?" (Hermanussen & Tresguerres 2003). Darin warnten wir ausdrücklich vor der Verwendung des „Geschmacksverstärkers" Mononatriumglutamat – insbesondere in der Schwangerschaft – und legten die Gründe für diese Warnung dar. Um die Zusammenhänge zwischen Glutamat und Fettsucht besser zu verstehen, möchte ich mit Ihnen zunächst einen Blick auf die Grundzüge unserer natürlichen Appetitregulation werfen.

Ursachen der Fettsucht und ein erster Blick ins Hirn

Wie die Natur unseren Appetit geregelt hat und was wir von Psychiatern und Pharmakologen lernen können

Die Sehnsucht nach dem Schlaraffenland ist vermutlich so alt wie die Menschheit. Kinderphantasien von Puddingbergen und gebratenen Tauben drängen sich in meine Erinnerung, auch wenn ich noch nie eine gebratene Taube verzehrt habe und – angesichts der Vogelplage in manchen Großstädten – inzwischen auch eher wenig geneigt bin, die staubigen Vögel zu essen. Aber ich liebe dieses urgemütliche mittagsschläfrige Bild von Pieter Brueghel dem Älteren mit den beleibten Faulenzern, den Essensresten und dem kopflos daherrennenden Frühstücksei. Schöner kann kein Supermarkt seine Auslagen anpreisen. Schöner kann auch kein Wissenschaftler die Verbindung zwischen Gefräßigkeit und Kopflosigkeit darstellen. Aber ich eile voraus.

Durch meine ersten Recherchen fügte sich allmählich ein – wenn auch recht vorläufiges – Bild zusammen. Dabei wurde immer deutlicher, dass die Fettsucht womöglich gar nicht das Problem ist, nach dessen Lösung gesucht werden muss. Was, wenn die Fettsucht nur das offensichtliche Symptom einer tief greifenden Störung des Essverhaltens ist? Und wenn diese Störung eine neurologische Störung ist – ein Zusammenbruch der natürlichen Sättigungsregulation?

Ich sammelte im Internet und ich telefonierte. Tagelang. Wochenlang. Das ganze Unternehmen hatte anfangs etwas von jugendlicher Schatzsuche, es machte wahnsinnig viel Spaß. Also suchte ich. Es gibt neben Google und anderen Suchmaschinen im Internet Bibliotheken, die über die Eingabe von Suchbegriffen zu wissenschaftlicher Literatur verbinden. PubMed ist eine derartige Einrichtung, eine virtuelle Medizinbibliothek. Nachdem ich das Stichwort Glutamat eingegeben hatte und mir unter diesem Begriff bereits 2002 etwas über 63 000 wissenschaftliche Artikel gelistet wurden (inzwischen sind es über 80 000 und es werden täglich mehr), wurde mir bald die Komplexität meines Unterfangens deutlich – und daneben die Unmöglichkeit, die Fülle an Information überhaupt zu erfassen.

So begann ich nach Kombinationen von Glutamat mit Appetit, Sättigung und bestimmten Gehirnregionen wie dem Hypothalamus zu suchen und gleichzeitig auch nach Glutamat und Lebensmittel. Es wurde rasch deutlich, dass ich in zwei Welten suchte: bei Neurophysiologen und bei Ernährungsfachleuten. Neurophysiologen untersuchten die Regulation der Sättigung und die schädlichen Wirkungen von Glutamat, Ernährungsleute interessierten sich für die Vorzüge einer Anreicherung der menschlichen Ernährung mit sogenannten Geschmacksverstärkern. Querverbindungen zwischen diesen Welten fand ich kaum. Im Rückblick ist das nicht verwunderlich: Wir kennen inzwischen die Doppelrolle dieser Aminosäure an den Rezeptoren der Zunge und im Zentralnervensystem.

Wissen Sie, wie Ihre Sättigung funktioniert? Ich wusste es zu Beginn meiner Recherchen genau genommen auch nicht. Man isst, man füllt sich den Magen, man wird entweder satt oder nicht und setzt auf lange Sicht schlimmstenfalls Fett an. Aber warum setzen wir Fett an – viele Haustiere übrigens auch – und Wildtiere nicht, obgleich sie doch mitten im leckersten Grün stehen? Denken Sie an die Rehe, besonders im Frühling. Haben Sie mal dicke Rehe gesehen?

Manchmal hat man beim Puzzeln Glück und findet gleich mehrere Teile, die schon passend zusammenliegen. Die folgenden Arbeiten von Broberger und Rolls sind so ein Verbund aus mehreren Teilen, denn es handelt sich um Reviews, große Übersichtsarbeiten. Bei solchen Arbeiten muss man natürlich aufpassen, dass sich der Autor nicht getäuscht und vielleicht unpassende Teile zusammengelegt hat. Das kann passieren, aber diese hier machen einen guten Eindruck.

13. Der Appetit wird im Gehirn reguliert

Broberger 2005; Rolls 2007

Für seinen Übersichtsartikel hat Christian Broberger vom Karolinska Institut in Stockholm mehr als 300 Studien ausgewertet. Darin wird deutlich, dass unser Zentralnervensystem, also unser Gehirn, eine herausragende Bedeutung für die Sättigungsregulation hat. Broberger erklärt die komplexen Netzwerke zwischen den Nervenzellen im Gehirn und stellt auch die molekularen Mechanismen dar, die an diesem Regelwerk beteiligt sind. Er zeigt dann auf, wie dieses an sich präzise Regelwerk entgleisen kann und wie dies zu Gefräßigkeit und Fettsucht führt.

Praktisch alle Organsysteme können von einer Entgleisung betroffen sein: Sie lässt Steine in der Galle wachsen, verursacht Knochen- und Gelenkprobleme, Unfruchtbarkeit, Schlaganfall, Hautinfektionen, Wundheilungsstörungen und all die Krankheiten, von denen wir wissen, dass sie schon in jüngerem Alter zu einem Anstieg der Sterblichkeit führen, wie Diabetes, Fettstoffwechselstörungen, Bluthochdruck und die anderen Herz-Kreislauf-Krankheiten. Broberger lässt auch die – wie er es nennt – soziale Stigmatisierung nicht unerwähnt, dass nämlich dickleibige Menschen negativ auffallen und sozial benachteiligt sind. Die umfassende Arbeit von Edmund Rolls von der Universität in Oxford widmet sich der Verarbeitung von Geruchs- und Geschmackseindrücken im Gehirn und ihren vielfältigen Verknüpfungen, die bis in die Belohnungszentren reichen und auch Lernprozesse beeinflussen.

Es gibt also eine natürliche Sättigungsregulation, die ungeheuer vielfältig ist. Dass sie zu großen Teilen im Hirn stattfindet, wusste man schon seit langem.

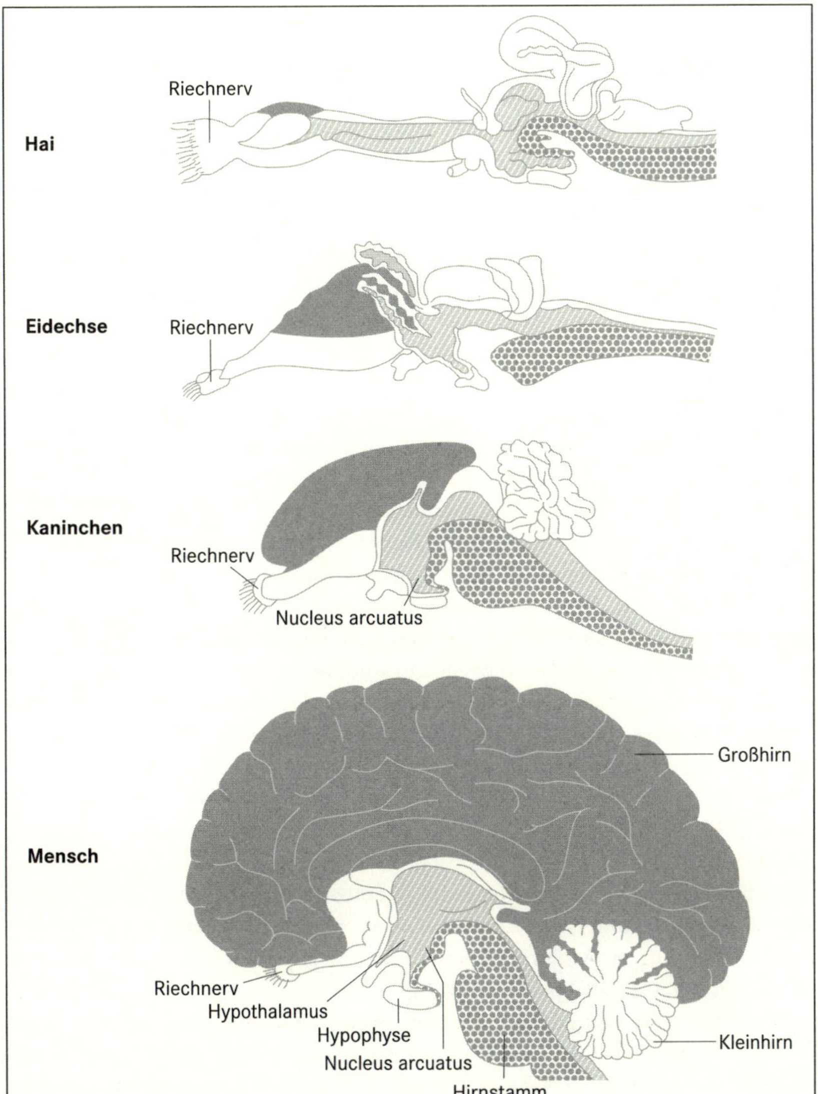

Abbildung 4: Lage des Hypothalamus, der Hypophyse, des Hirnstammes sowie des Nucleus arcuatus im Gehirn

Es gibt Tumoren der Hirnanhangdrüse und benachbarter Hirnregionen, die zu Gefräßigkeit und Fettsucht oder aber zu Appetitlosigkeit und Gewichtsverlust führen. Schon vor fast 100 Jahren begann man mit Tieren zu experimentieren und versuchte, durch das Zerstören bestimmter Hirnareale deren Appetit zu steigern. Das gelingt. Seither ist bekannt, dass besonders Hypothalamus und Hirnstamm, zwei entwicklungsgeschichtlich sehr alte Hirnregionen, die man schon beim Hai findet, für eine funktionierende Sättigungsregulation notwendig sind. Vor 50 Jahren war an Ratten beobachtet worden, dass die elektrische Stimulation des lateralen (seitlichen) Teils des Hypothalamus zu Gefräßigkeit und Fettsucht, die elektrische Zerstörung dieser Areale aber zu Nahrungsverweigerung und Gewichtsverlust führt.

Aber ich will Ihnen nicht diese uralten Geschichten erzählen. Heute weiß man mehr – und trotzdem gibt es immer noch viele Fragen zu dem Wunder, wie Menschen und Tiere es schaffen, ihr Körpergewicht normalerweise über Jahre und Jahrzehnte in engen Grenzen zu regeln. Im Zentrum dieses Regelwerks stehen Hormone, Botenstoffe, die den ganzen Körper durchfluten und Informationen vermitteln – wir sprachen schon darüber, beim Damenbart. Im Hypothalamus treffen die Hormone auf besondere Nervenzellen – und zwar jene des Nucleus arcuatus. Da ist er schon wieder, dieser winzig kleine Haufen von ganz besonderen Nervenzellen mitten im Gehirn, die vor 40 Jahren von Holzwarth-McBride und Olney mit Mononatriumglutamat zerstört wurden.

Die Nervenzellen im Nucleus arcuatus sind nicht nur einfache Verdrahtungen, in denen Strom fließt; diese Nervenzellen können mehr, sie können selbst Botenstoffe bilden. Und zwar nicht nur die einfachen Neurotransmitter wie Glutamat, nein, diese Nervenzellen bilden kurze Aminosäurekettchen, die man Peptide nennt. Diese Peptide wirken auch wie Neurotransmitter, das heißt als Botenstoff von einer Nervenzelle zur anderen, sie sind aber komplizierter gebaut als etwa Glutamat. Im Nucleus arcuatus gibt es mindestens zwei Typen von Nervenzellen, die in die Appetitregulation eingreifen: Die einen produzieren NPY, die anderen POMC.

Wie bitte?!

Also: NPY ist ein Verlegenheitsausdruck eines vermutlich wenig phantasiebegabten Wissenschaftlers. Es heißt voll ausgeschrieben „Neuropeptid Ypsilon". Zu Deutsch: kurzes Aminosäurekettchen, das aus einer Nervenzelle kommt und Ypsilon heißt. NPY macht gefräßig.

POMC ist der andere Stoff, auch ein Aminosäurekettchen, wenn auch ein deutlich längeres. POMC heißt voll ausgeschrieben: „Pro-Opio-Melano-Cortin". Wie soll ich Ihnen das nun erklären? Wir machen es am besten wie in dem Film *Die Feuerzangenbowle*, wo der alte Lehrer sagt: „Det krije ma späta." Jetzt schon sollten Sie aber wissen, dass POMC satt macht. Denken Sie an den guten alten Poms Kindergrieß, dann haben Sie eine Eselsbrücke und erinnern sich, dass POMC sättigt. So einfach kann das Leben sein.

Und nun geht's noch einmal mit Herrn Broberger weiter. Er bleibt noch im Nucleus arcuatus und den beiden darin befindlichen Nervenzellgruppen. Sie werden mit Hilfe der Hormone Insulin und Leptin über den Fütterungszustand des Körpers unterrichtet. Leptin wird vor allem von unseren Fettzellen produziert. Je mehr Fettzellen, desto mehr Leptin. Leptin macht satt, indem es NPY herunter- und POMC heraufreguliert.

Insulin stammt aus der Bauchspeicheldrüse und dient unter anderem der Regulation des Zuckerstoffwechsels. Sie kennen den Diabetes, die Zuckerkrankheit, bei der Insulin nicht mehr ausreichend vorhanden ist. Auch Insulin kann satt machen, aber dafür muss es ins Gehirn. Wie das funktioniert, schauen wir uns später genauer an (Seite 73 ff.).

Im Hypothalamus treffen nun weitere Informationen ein, großenteils aus dem Hirnstamm, der wiederum via Vagusnerv über die Vorgänge im Magen-Darm-Bereich informiert wurde. Der Vagus gehört zu jenem Teil des Nervensystems, das nicht unserer bewussten Steuerung unterliegt.

Dieser erste Blick ins Hirn hat uns also die ersten wichtigen Teile der Regulation unserer Nahrungsaufnahme vorgestellt – allerdings nur einen kleinen Ausschnitt aus einem äußerst komplexen Wechselspiel, zu dem wir im Verlauf unseres Puzzles immer wieder zurückkehren werden. Nun sind wir also von der Wurst ins Gehirn gekommen und letztlich bei der Sättigung gelandet. Wenn die Nervenzellen des Nucleus arcuatus bei Ratten durch Glutamat vergiftet werden können, dann müsste man die Vergiftung dieser Zellen doch in irgendeiner Weise verhindern können, müsste sich auch die Glutamatwirkung blockieren und die Gefräßigkeit verhindern lassen. Da ich die biochemischen Wege kannte, über die das Glutamat die Zellen zerstört, stellte ich mir vor, wie es wäre, wenn man diesen Weg einfach dicht macht, verstopft, blockiert. Diese Überlegung war nicht einmal neu, ich wusste von der Kaufhold-Arbeit …

14. Glutamat ausgebremst

Kaufhold et al. 2002

Antje Kaufhold studierte im biochemischen Labor der Fakultät für Tiermedizin an der Universität von Pennsylvania neugeborene Ratten, denen Mononatriumglutamat gespritzt worden war. Daher produzierten sie kein Wachstumshormon mehr – wieder die alte Geschichte. Aber bei der Arbeit von Frau Kaufhold ging es nun nicht um das Wachstumshormon im Nucleus arcuatus, sondern um Leberenzyme, genauer gesagt, um die Frage, ob Glutamat auch Leberzellen schädigt und ob dies zu verhindern ist. Für uns ist diese Arbeit dennoch spannend, denn sie zeigt, dass sich Zellen vor der schädigenden Wirkung von Glutamat beschützen lassen.

Auch Antje Kaufhold hatte Ratten mit Glutamat behandelt, genau wie wir. Sie hatte aber zusätzlich MK-801 verabreicht. Die Abkürzung steht für den Zungenbrecher Dizocilpinmaleat. MK-801 blockiert den NMDA-Rezeptor. Sie erinnern sich: Der NMDA-Rezeptor ist ein kleiner Kanal, sozusagen ein Türchen, das von außen durch die Zellwand einer Nervenzelle nach innen führt. Bindet ein Glutamatmolekül an diesen Kanal, öffnet sich das Türchen, und Kalzium-Ionen strömen in die Nervenzelle. MK-801 verhindert das. Es ist ein kleines kantiges Molekül – sofern man in dieser Größenordnung überhaupt von kantig reden kann – das sich wie ein Sektkorken in den Kalziumkanal setzt. Nun ist der Kanal zu. Ob Glutamat an den Rezeptor bindet oder nicht – einerlei, der Kanal bleibt zu und es fließt kein Kalzium in die Zelle. Das Glutamat kann nichts bewirken und die Zelle ist geschützt.

Frau Kaufhold hatte gesehen, dass die Zerstörung von Leberzellen ausbleibt, wenn sie die Ratten mit MK-801 vorbehandelt. Man kann diese Substanz nicht in der Apotheke kaufen, sie ist giftig und hat Nebenwirkungen. Das ist eigentlich auch nicht verwunderlich; NMDA-Rezeptoren sind wichtige Bausteine in der Informationsverarbeitung gesunder, normaler Lebewesen. Man kann nicht einfach Kalziumkanäle zumachen und denken, das ist schon alles O. K. Wird ein solcher Kanal blockiert, fallen zahlreiche lebenswichtige Funktionen aus. So auch beim NMDA-Rezeptor, der eine wichtige Rolle im Zentralnervensystem, in der Leber und in zahlreichen anderen Geweben spielt. Trotzdem gibt es Möglichkeiten, einen solchen Rezeptor zu beeinflussen. Und weil es sich um einen Rezeptor dreht, der für Nervenzellen bedeutsam ist, dachte ich mir: Geh zum Psychiater. Psychiater kennen ein großes und für einen Kinderarzt wie mich völlig unübersichtliches Arsenal an Medikamenten, die in den Stoffwechsel von Nervenzellen eingreifen. Das wusste ich, und ich wusste auch, dass Glutamat-Rezeptor-Blocker in der Psychiatrie eine wichtige Rolle spielen, zum Beispiel bei der Behandlung von Suchtkrankheiten. Anfang 2005 besuchte ich also die Psychiatrie und erkundigte mich gründlich. Dann begann ich erneut zu lesen und zu telefonieren. Irgendwann kam ich bei Memantine an.

15. Weniger ist manchmal mehr

Mobius 2004

Memantine wird bei Merz Pharmaceuticals in Frankfurt hergestellt und als Medikament unter dem Namen Axura® verkauft. Es verbessert die geistige Leistung von Patienten mit Altersdemenz und wirkt offenbar auch bei Alzheimer-Patienten. Memantine ist für die Behandlung dieser Krankheiten seit langem zugelassen. Es hemmt den NMDA-Rezeptor, wirkt also ganz ähnlich wie MK-801: Es setzt sich wie ein Sektkorken in den Rezeptor und verhindert, dass Kalzium in die Zelle fließt. So schützt auch Memantine die Zellen vor der Glutamatwirkung.

Memantine wirkt aber nicht so gut wie MK-801. Es passt nicht so gut in den Kanal hinein und bleibt nicht dort sitzen. In diesem Fall ist das aber kein Nachteil, ganz im Gegenteil: Weil Memantine den NMDA-Rezeptor nicht dauerhaft verschließt, sondern nur vorübergehend, hat es wesentlich weniger Nebenwirkungen.

Jetzt ist der Zeitpunkt gekommen, wo ich Ihnen unbedingt die Geschichte von Frau Gr. erzählen muss. Sie rief mich eines Nachmittags an – und das, was sie mir erzählte, übertraf alle meine Erwartungen …

Überraschte Patientinnen

Über einen aufschlussreichen Heilversuch

Frau Gr. rief mich also an einem Spätnachmittag im Februar 2005 an und berichtete, sie sei völlig überrascht und entzückt. Sie habe überhaupt keinen Hunger mehr. Ich kenne Frau Gr. seit langem. Sie ist Mutter zweier kleiner Kinder und hatte schon seit Jahren Probleme mit dem Gewicht. Damals wog sie 127,5 kg bei einer Größe von 1,73 m.

Ich hatte Frau Gr. am Vortag Memantine aufgeschrieben, das Medikament gegen Altersdemenz. Ich hatte mir versprochen, dass es den Glutamat-Rezeptor blockieren, den Appetit hemmen und Frau Gr. so helfen würde abzunehmen. Natürlich gehört Memantine nicht zu den üblichen Appetitzüglern. Bevor ich es Frau Gr. verschrieb, hatten wir lange über ihre massiven Gewichtsprobleme gesprochen und waren übereingekommen, einen sogenannten „Heilversuch" mit Memantine zu unternehmen. Heilversuch heißt der Vorgang deswegen, weil das Medikament nicht zur Gewichtsreduktion, sondern gegen Demenz zugelassen ist.

Stichwort Heilversuche

Sie sind heutzutage eher ungewöhnlich und werden von den gesetzlichen Krankenkassen nicht bezahlt. Krankenkassen zahlen Medikamente nur dann, wenn sie nach dem Arzneimittelrecht zugelassen sind. Nun ist das europäische Arzneimittelrecht aber ein „Produktsicherheitsrecht". Es gewährleistet Qualität, Wirksamkeit und Unbedenklichkeit des Produkts, also des Arzneimittels. Dabei ist für das Zulassungsverfahren eines neuen Medikaments oder auch nur einer neuen Indikation (z. B. Fettsucht) gar nicht wichtig, ob solch eine neue Zulassung medizinisch zweckmäßig oder für die medizinische Versorgung wirtschaftlich ist. Die Einleitung von Zulassungsverfahren liegt in der Hand der pharmazeutischen Unternehmen, und diese Unternehmen lassen sich von ökonomischen Gesichtspunkten leiten. Das Medikament Axura® mit dem Wirkstoff Memantine ist für die Behandlung der Indikation Fettsucht nicht zugelassen, eine Zulassung ist derzeit auch nicht vorgesehen.

Also unternahm ich einen Heilversuch, verschrieb Frau Gr. Memantine, blockierte ihre Glutamat-Rezeptoren und war vollkommen überrascht, als sie schon am folgenden Tag anrief und mich um eine Erklärung bat. Schon wenige Stunden nach der Einnahme habe sie bemerkt, dass ihr allnachmittäglicher Appetit verschwunden sei. Sie habe abends keine Schokolade mehr essen müssen, sie sei satt gewesen und fühle sich trotzdem wohl. In den folgenden Wochen stellte Frau Gr. sich täglich auf die Waage und nahm rapide ab. Die einzige Maßgabe, die ich ihr bei der Verschreibung mitgegeben hatte und die sie auch befolgte, war, so zu essen, wie ihr Appetit es wollte.

Frau Gr.s Anruf führte dazu, dass ich in den nächsten Nächten wenig und schlecht schlief. Ich hatte es gefunden! Jesus Tresguerres und ich hatten 3 Jahre gesucht und nun ein neues und höchst wirksames Medikament gegen die Fettsucht gefunden. Aber nicht nur das – es gibt zahlreiche Medikamente, die den Appetit zügeln –, wir hatten ein Medikament gefunden, das in den Glutamatstoffwechsel eingreift und dadurch die Appetitregulation normalisiert. Das ist neu und ein deutlicher Hinweis darauf, dass Glutamat eine wesentliche Rolle bei der Appetitregulation spielt und Gefräßigkeit eine glutamatbedingte Gefräßigkeit sein kann – wie sonst soll man sich die normalisierende Wirkung von Memantine vorstellen?

Wenige Tage später sprach ich mit Frau Br. Frau Br. hatte dasselbe Problem wie Frau Gr. und nach dem ermunternden Telefonat mit Frau Gr. verschrieb ich auch Frau Br. den Glutamat-Rezeptor-Blocker. Sie war die Zweite im Bunde. Angesichts der Tatsache, dass wir etwas ganz Neues ausprobierten, hatte ich angeregt, uns regelmäßig dienstagabends zu treffen und Erfahrungen auszutauschen. Frau Gr. ist Finanzbeamtin und legte allwöchentlich ein detailliertes Protokoll von Appetit und Essgewohnheiten vor, Tagebuchnotizen von beeindruckender Präzision im Stundentakt, die sehr schön zeigten, wie ihre wiederkehrenden Essattacken einem normalen Wechsel von Hunger und Sättigung Platz machten.

Wenig später stieß Frau Sc. dazu. Sie war weniger penibel in ihren täglichen Protokollen, aber sie erzählte von der Veränderung ihrer Merkfähigkeit. Sie könne sich seit der Behandlung das, was bei Elternabenden im Kindergarten besprochen werde, viel besser merken, und ihre Wortfindungsstörungen, die ja jeder habe, sie lachte dann, seien plötzlich auch wie weggeblasen. Der Appetit war ebenfalls weniger geworden, sie verlor Gewicht, wenn auch langsamer als die beiden anderen. Denn Frau Sc. ließ keinen Zweifel daran, dass ihr das tägliche Essen ein großes Vergnügen sei, auf das sie nicht verzichten wolle.

Die Zahl der Patienten stieg langsam. Frau Br. war anfangs sehr viel vorsichtiger, horchte in sich hinein und gab mir schon nach einer Woche eine genaue Beschreibung der Wirkungsweise des neuen Medikaments. Es verschmälere den Magen, sagte sie, und zwar sehr rasch. Schon am ersten Tag habe sie bemerkt, dass ihr Magen kleiner geworden sei. Es passe nicht mehr so viel hinein. Nun hatte ich in der Vorbereitungsphase ausführlich über die Wirkungsweise des neuen Medikaments gesprochen und versuchte noch einmal, Frau Br. aufzuklären. Aber es wollte nicht gelingen. Frau Br. lachte mich einfach aus und sagte, ich könne das alles gar nicht wissen, ich würde das Medikament ja nicht nehmen. Ich schwieg also und freute mich, dass Frau Br. eine Erklärung für sich gefunden hatte und deutlich abnahm.

Wenig später stieß auch die sehr füllige Frau Ku. zu der Dienstagabendgruppe. Sie berichtete uns gleich zu Anfang, dass sie sich gut mit Ernährung auskenne – sie habe Ernährungsberatung gelernt – und begann, uns zu den diätetischen Fragen der Behandlung aufzuklären. Wir kamen recht bald auf Essensgewohnheiten zu sprechen und Frau Ku. betonte, wie wichtig das morgendliche Frühstück sei. Obgleich sie morgens nie Hunger verspüre, esse sie immer. Nachmittags litt Frau Ku. an Fressattacken.

Frau Ku. war beunruhigt, als sich mit Einnahme des Rezeptor-Blockers ihr Appetit änderte. Weil es ja so wichtig sei, dass der Mensch keinen Mangel habe, wusste sie nicht, wie sie sich die notwendigen Nährstoffe zuführen sollte, und beklagte in den ersten Tagen ihre neue Appetitlosigkeit. Als ich sie fragte, warum sie denn immer dieselben großen Mengen verzehre, wurde sie vorwurfsvoll und machte deutlich, dass man Essen nicht wegwerfen dürfe. Erst als sich Frau Br. allmählich meiner Argumentation anschloss, erlaubte sich Frau Ku. in der nächsten Zeit, weniger einzukaufen und weniger zu essen, und wenig später stellte sich auch bei ihr eine Gewichtsabnahme ein.

Nun ist also die Katze aus dem Sack. Sie wissen, wie man Adipositas behandelt – zumindest lasse ich Sie jetzt in dem Glauben, dass Sie es wissen. Sie haben einen ersten Eindruck von unserem Puzzlebild, auch wenn ich Ihnen bisher nur einen winzigen Teil der Steine gezeigt und noch unglaublich vieles unterschlagen habe. Das muss ich nachholen, denn es ist nicht mein Ziel, dass Sie jetzt zum Doktor gehen und – sofern Sie übergewichtig sind – ein Rezept über Memantine verlangen! Ganz im Gegenteil, ich möchte Sie davor bewahren. Ich will Ihnen auch meine vielen Irrwege zeigen, und letztlich will ich Ihnen zeigen, wie Sie ohne Medikamente Ihr normales Gewicht erreichen und halten können. Für uns soll Memantine nur die gedankliche Brücke sein, über die wir gemeinsam gehen wollen, um ein bisschen mehr Verständnis für die komplizierte Regulation unserer Sättigung zu erwerben.

Im Übrigen wurden unser Heilversuch und die Dienstagabendgruppe nach rund 2 Monaten abgebrochen. Ich werde Ihnen später noch einmal darüber berichten. Jetzt ist es an der Zeit, Ihnen die Puzzleteile jener Wissenschaftler zu zeigen, die sich mit der Sicherheitsbewertung von Glutamatzusätzen in unserer Kost beschäftigen. Sie werden überrascht sein.

Konsens und Nonsens

Wie Glutamat landläufig verharmlost wird und warum es bei manchen Menschen dennoch zu Kopfzerbrechen und Heißhunger führt

Wir beschäftigen uns zwar weiter mit dem Glutamat, gehen aber erst einmal vom Gehirn in den Darm. Wie ich sagte, ich hatte im Internet gegoogelt, hatte telefoniert, war auf der Schatzsuche nach Glutamatwirkungen. Und es fanden sich Puzzleteile zuhauf.

Zur Erinnerung: Das Glutaminsäuremolekül ist klein, es ist Teil unseres Körpers, wir nehmen es auf, wir produzieren es, wir verstoffwechseln es. Glutaminsäure kommt natürlicherweise im Serum – das ist der zellfreie Bestandteil des Blutes – vor, und zwar in Mengen von bis zu 0,013 g pro Liter. Solche Angaben kann man in jedem medizinischen Lehrbuch nachlesen, meist in den Anhängen, dort wo die „Normalwerte" aufgelistet sind.

Seit Jahrzehnten beschäftigen sich zahlreiche wissenschaftliche Arbeiten mit der Bedeutung von Glutamat in der Ernährung. Nun sind wissenschaftliche Arbeiten eine eher mühsame Lektüre. Ihr literarischer Wert übersteigt selten den einer Milchtütenbeschriftung. Erleichternd für den Leser wirkt allenfalls die meist gleichbleibende Gliederung in Einleitung, Material und Methoden, Ergebnisse und Diskussion. Vorgeschaltet findet man meist eine Kurzfassung mit den wichtigsten Fakten und Ergebnissen. Diese Kurzfassungen sind erholsamer zu lesen als ganze Artikel. Das führt dazu, dass meist nur wenige und ganz besonders interessierte Leute wissenschaftliche Arbeiten vollständig lesen. Auch ich ertappe mich oft dabei, nur Zusammenfassung und Diskussion durchzublättern und zu wenig im Kleingedruckten zu verweilen.

In der Kurzfassung wird auch schon mal ein wenig geflunkert oder übertrieben oder Unangenehmes weggelassen. Und weil den ganzen Rest kaum einer liest, wird die Mogelei nur selten bemerkt. Aber der Professor war mal wieder gründlich ...

Diesmal hatte ich schon bei der Wurst mit dem Kleingedruckten angefangen, und so war es naheliegend, auch bei der wissenschaftlichen Lektüre beim Kleingedruckten zu bleiben. Also las ich und rechnete mit spitzem Bleistift, wer wem auf welche Weise wie viel Glutamat verabreicht hatte. Ich verbrachte Wochen zwischen stetig wachsenden Stapeln von Papier. Und hier wäre unser Puzzle fast schon zu Ende gewesen, denn es fiel mir überwiegend Beruhigendes in die Hände.

16. „Persilschein" für Glutamat

Biesalski 1998

Schon vor 10 Jahren fasste Hans Konrad Biesalski aus Stuttgart-Hohenheim die Ergebnisse einer sogenannten Konsensus-Konferenz zum Thema Glutamat zusammen: „Der Körper verstoffwechselt Glutamat, das Lebensmitteln zugesetzt wird, in derselben Weise wie Glutamat, das natürlicherweise in der Nahrung vorkommt." Die übliche Glutamatmenge im Blutplasma (4–8 mg/l), so Biesalski, „ändert sich durch die Zufuhr von Glutamatmengen, wie sie in der Nahrung vorkommen, kaum. Der Grund dafür sind zwei Barrieren: die Darmwand und die Leber." Bereits in den Zellen der Darmwand werde das Glutamat so schnell verstoffwechselt, dass es sich nicht anreichern könne. Das beruhigt im ersten Moment, zumal etwa ein Drittel des Nahrungseiweißes während des Verdauungsprozesses so weit in seine Bestandteile zerlegt wird, dass auch die im Eiweiß gebundene Glutaminsäure freigesetzt und von den Darmzellen aufgenommen werden kann.

Und so heißt es ganz folgerichtig weiter: „Zugesetztes Glutamat stellt nur einen Bruchteil der Glutamatmenge dar, die täglich über Lebensmittel aufgenommen wird. Der größte Anteil stammt aus Proteinen (Eiweißen) und beträgt bei normaler Mischkost etwa 10–20 g Glutaminsäure pro Tag. Davon wird 1 g über natürlicherweise vorkommendes freies Glutamat zugeführt. Die Aufnahme an zugesetztem Glutamat beträgt in westlichen Ländern nur 0,3 g pro Tag, während in asiatischen Ländern bis zu 4 g pro Tag erreicht werden können."

Im letzten Satz dieses Berichts folgt der getroffene Konsens: „Auf der Basis gesicherter wissenschaftlicher Daten" bestehen gegenüber „einem vernünftigen Einsatz von Mononatriumglutamat in der menschlichen Ernährung keine Bedenken." Welcher vernünftige Leser wollte da noch misstrauisch sein?

17. Keine Panik wegen Glutamat

Reeds et al. 2000; Walker & Lupien 2000

Peter Reeds und seine Mitarbeiter publizierten ähnlich Beruhigendes. Sie hatten über den Stoffwechsel des Glutamats in Darmzellen gearbeitet. Der Darm ist ungeheuer aktiv. Abgesehen von der Verdauung, die im Hohlraum des Darms erfolgt, nehmen die Zellen der Darmschleimhaut viele Substanzen auf und verarbeiten sie größtenteils sofort. Bereits vor über 40 Jahren war an Hunden gezeigt worden, dass Glutamat aus der Nahrung zum größten Teil in den Darmzellen verstoffwechselt wird und nur in kleinen Mengen im Blutkreislauf erscheint. Darmzellen „verheizen" Glutamat zur Energiegewinnung oder sie trennen das Stickstoffatom ab und wandeln das Molekül in andere organische Säuren um.

Diese Experimente wiederholten Reeds und sein Team an Ferkeln und schrieben, Ferkel seien besonders nützliche Versuchstiere, weil ihre Darmfunktion und ihr Stoffwechsel denen von Menschen ähnlich sind. Die Forscher verabreichten radioaktiv markierte Aminosäuren und schlossen aus ihren Experimenten, dass eine tägliche Menge von bis zu 12 g Nahrungsglutamat pro kg Körpergewicht in der Darmschleimhaut selbst verstoffwechselt werden kann.

Die meisten dieser Arbeiten scheinen zu beweisen, dass Glutamat völlig unschädlich ist. So auch die Übersichtsarbeit von Ronald Walker und John Lupien aus dem Jahr 2000, die weltweit zitiert wird und als Begründung dafür dient, unbeschwert dem täglichen Essen Mononatriumglutamat zuzusetzen. Vereinzelt fand ich aber auch anderes.

18. Und er steigt doch!

Stegink et al. 1983

Lewis Stegink und seine Mitarbeiter hatten bereits 1983 veröffentlicht, dass sich die Glutamatmenge im Blut bei Erwachsenen nach einer eiweißreichen Mahlzeit, die zusätzlich 150 mg Mononatriumglutamat pro kg Körpergewicht der Probanden enthielt, innerhalb einer Dreiviertelstunde vervierfacht. Auch die eiweißreiche Mahlzeit selbst, ohne zugesetztes Mononatriumglutamat, ließ den Glutamatspiegel im Blut steigen, allerdings nur auf die zweieinhalbfache Menge, und auch nicht unmittelbar, sondern erst 2 Stunden nach der Mahlzeit.

Damit war eigentlich alles gesagt, schon 1983 – aber dieses wichtige Puzzlesteinchen wird selten zitiert, und wenn, dann wird es nicht entsprechend gewürdigt. Und auch mir war die Tragweite dieser Untersuchung damals, als ich sie das erste Mal las, noch nicht deutlich. Nicht nur zugesetztes Glutamat, auch Eiweiß selbst – hübsch durch die Mangel gedreht und als Hamburger serviert – führt zu einem Anstieg des Glutamatspiegels. Mit der Zeit fielen mir mehr solcher kritischer Untersuchungen in die Hände. Im Jahr 2000 fassten Terry Graham und Mitarbeiter Teile dieser und auch eigene Ergebnisse erneut zusammen.

19. Glutamat, nüchtern betrachtet

Graham et al. 2000

Acht Männer und eine Frau, Körpergewicht zwischen 59 und 97 kg, nahmen an dieser Studie teil. Nach einer Nahrungspause von 6 Stunden erhielten die neun Probanden 150 mg Mononatriumglutamat pro kg Körpergewicht aufgelöst in Wasser zu trinken, und danach wurde ihnen in viertelstündigen Abständen Blut abgenommen. Bei allen Personen stieg das Glutamat im Serum auf das

Sieben- bis Achtfache des Anfangswerts. Leider ging es in dieser Untersuchung nur ums Glutamat, der Aspekt Eiweiß wurde nicht weiter berücksichtigt und fand auch in späteren Veröffentlichungen keine Beachtung.

Es gibt also seit vielen Jahren Beobachtungen, die der Ansicht widersprechen, Nahrungsglutamat werde bereits im Darm vollständig verstoffwechselt. Vielmehr hängt der Blutspiegel dieser Aminosäure von zahlreichen Faktoren ab. Es ist ein Unterschied, ob Glutaminsäure in Eiweiß gebunden oder als Glutamat in wässriger Lösung auf nüchternen Magen verspeist wird. Aber wer trinkt schon Wasser mit Mononatriumglutamat?

Etwas mehr Realitätssinn, Herr Professor! Wie wäre es mit der ständig Diät haltenden Büroangestellten, dem sparsamen Studenten und dem einsamen älteren Herren, die kaum gefrühstückt haben und mittags dann ein Tütensüppchen verspeisen? Manche Tütensüppchen sind im Grunde nichts anderes als in Wasser gelöstes Glutamat, quasi nüchtern verabreicht.

Sie sehen, es ist nicht leicht, biologischen Sachverhalten wissenschaftlich auf die Schliche zu kommen. Doch bevor ich wieder abschweife, muss ich natürlich noch etwas vom sogenannten „China-Restaurant-Syndrom" erzählen. Wann immer ich im Gespräch meine Gedanken zu Glutamat äußere, kommt jemand und berichtet von Unwohlsein, auch von Kribbeln im Arm und anderen merkwürdigen Ereignissen nach einem Besuch beim Chinesen. Man kennt das, diese Symptome werden auch in der wissenschaftlichen Literatur diskutiert – allerdings zumeist wegdiskutiert.

20. Wenn nicht sein kann, was nicht sein darf

Geha et al. 2000

Auf den ersten Blick überzeugt die Übersichtsarbeit von Raif Geha und seinen Mitarbeitern und vermittelt den Eindruck, dass die berichteten neurologischen Symptome nach Einnahme von Mononatriumglutamat bestenfalls Anekdoten sind und sich wissenschaftlich nicht bestätigen lassen. Zwar wird eingeräumt, dass extrem hohe Dosen von Glutamat möglicherweise Beschwerden erzeugen könnten, die Ergebnisse dieser Untersuchungen seien aber „inkonsistent und nicht reproduzierbar". Alles Einbildung? Die Arbeit wird oft und gern zitiert, denn sie passt ins Weltbild der „Konsensus-Konferenzen". Aber es gibt auch andere Beobachtungen.

21. Wer empfindlich ist, reagiert auf Glutamat

Yang et al. 1997

Yang und Mitarbeiter, Wissenschaftler der Universität von Ottawa in Kanada, hatten sich bereits 1997 in einer Doppelblindstudie mit Glutamat beschäftigt. „Doppelblind“ besagt, dass weder die Person, die eine Substanz einnimmt, noch derjenige, der sie verabreicht oder verschreibt, weiß, wer nun den tatsächlichen Wirkstoff und wer ein unwirksames Placebo erhalten hat. Das erfahren Testperson und Prüfer erst nach Abschluss der Untersuchung. Doppelblindversuche genießen einen guten Ruf.

Was kam heraus? Leute, die bereits vor der Untersuchung von sich behauptet hatten, sie reagierten empfindlich auf Mononatriumglutamat im Essen, klagten gehäuft über Kopfschmerzen, Muskelverspannungen, Taubheitsgefühl, Kribbeln, allgemeine Schwäche und Hitzegefühl, wenn sie Mononatriumglutamat, nicht aber wenn sie Placebo verspeist hatten.

Wissenschaftliche Ergebnisse sind dann besonders spannend, wenn sie nicht auf Zufall beruhen, anders gesagt: wenn sie signifikant sind. Die Ergebnisse von Yang und Mitarbeitern waren statistisch signifikant. Trotzdem wird die Studie in der oben genannten Übersichtsarbeit von Geha mit den Worten zitiert, die Reaktionen auf Glutamat seien im Vergleich zur Placebogruppe nicht signifikant verschieden gewesen. Da staunt der Fachmann. Ich werde Sie und mich jedenfalls nicht weiter in das Getümmel der Halbwahrheiten stürzen. Anhand dieser wenigen Puzzleteile dürften Sie unschwer erkannt haben, dass das Thema Glutamat von erheblichen Interessenkonflikten und Empfindlichkeiten umgeben ist.

22. Glutamat schädigt auch Nervenzellen im Darm

Kirchgessner et al. 1997

Wir bleiben im Darm und schauen noch einmal auf die schädlichen Wirkungen von Glutamat auf Nervenzellen. Wenn Sie nun meinen, da seien wir wohl auf der falschen Baustelle, kann ich Sie beruhigen: Auch im Darm befinden sich reichlich Nervenzellen. Es sind so viele, dass manche sogar vom „Darmhirn“ sprechen. Sie sind wichtige Vermittler von Informationen aus dem Darm ans Gehirn und regeln die vielfältigen Darmfunktionen, die meist nur in unser Bewusstsein dringen, wenn es grummelt oder schmerzt.

Annette Kirchgessner und ihr Team von der Columbia-Universität in New York untersuchten sowohl Darmgewebe als auch Nervenzellhaufen aus dem Darm von Meerschweinchen und konnten belegen, dass Glutamat hier genau so schädlich wirkt wie im Zentralnervensystem. Neuronen starben ab oder begingen Selbstmord, wenn die NMDA-Rezeptoren überaktiviert wurden. Eine Blockade der Glutamat-Rezeptoren verhinderte den Nervenzelltod. Durch Glutamat und ähnlich wirkende Stoffe aus der Nahrung könnte daher auch die Funktion des Nervensystems im Darm gestört werden.

23. Konsens oder Nonsens?

Beyreuther et al. 2007; Hermanussen 2007; Bazzano 1970

Der zu Beginn dieses Kapitels erwähnte Persilschein für Glutamat wurde kürzlich erneuert: Zehn Wissenschaftler einigten sich im Rahmen einer weiteren Konsensus-Konferenz auf die gemeinsame Bewertung von Glutamat in Nahrungsmitteln. Das Ergebnis ist in einer europäischen Fachzeitschrift veröffentlicht, was zunächst Vertrauen in das Zahlenwerk erweckt.

Der literarische Charme solcher Veröffentlichungen ist wie gesagt gering, und das hat die Aufmerksamkeit der Herausgeber und Korrekturleser wohl beeinträchtigt. Wie wollte man sonst erklären, dass niemandem auffiel, was in diesem Papier tatsächlich steht: Konsens bestehe darin, dass „eine maximale Aufnahme von 16000 Milligramm Glutamat pro Kilogramm Körpergewicht als gesundheitlich unbedenklich angesehen werden kann. Die generelle Verwendung von Glutamatsalzen als Zusatzstoff in der Nahrung für die gesamte Bevölkerung kann daher als harmlos angesehen werden." Dies steht gleich in der Kurzfassung am Anfang der Arbeit. Es folgt, dass auch „unphysiologisch hohe Dosen von Glutamat" selbst in der Schwangerschaft ungefährlich seien. Die Herren schließen ihren Konsens mit der Bemerkung, dass bei geringem Appetit – nun geht es vor allem um ältere Menschen – der Geschmack und die Akzeptanz von Nahrungsmitteln durch Beigabe kleiner Mengen von Mononatriumglutamat verbessert werden kann.

Du liest den Text. Du sinnst. Du spinnst.
Du grinst „Welch Rinds'" – Und du beginnst
Wieder und wieder. – Eisigkalt
Kommt die Vision dir „Heilanstalt"
Für ihn? Für dich? – Dein Witz erblasst ...

... schreibt Ringelnatz zum Steuerbogenformular, und wir beginnen zu rechnen. Sollten tatsächlich 16000 mg, also 16 g Glutamat pro kg Körpergewicht unbedenklich sein? Dann brauchten wir uns um nichts mehr zu kümmern und könnten gleich zwei Pfundspakete des weißen Pulvers pur einwerfen ... Dein Witz erblasst.

Weil die Kurzfassung hier zu wenig Details liefert, müssen wir den ganzen Text lesen, um auf Erkenntnis zu hoffen. Einige Seiten weiter wird der NOAEL erklärt – nicht etwa der biblische Schiffer, sondern das „no observed adverse effect level", diejenige Konzentration einer Substanz, die keine Nebenwirkungen zeigt. Hier heißt es: „auf der Basis von Tierversuchen wurde ein NOAEL von

16 000 mg/kg Körpergewicht bei gestillten Tieren errechnet …" Ist damit die Dosis gemeint, die an die Muttertiere verfüttert wurde, an den Nachwuchs oder beides? Auf der vorletzten Seite endlich klärende Zahlen: „die orale (gefütterte) Menge, an der 50 % der untersuchten Ratten und Mäuse sterben, beträgt 15 000 bis 18 000 Milligramm pro Kilogramm Körpergewicht". Wir Menschen sollen gefahrlos Glutamat in Mengen essen dürfen, an der die Hälfte aller Versuchstiere krepieren?

Vielleicht sind das nur Tippfehler? In der Tat, nachdem ich gegen diesen Konsens in derselben Zeitschrift protestiert hatte, wurden die Grenzen der Unbedenklichkeit auf 6000 mg/kg gesenkt – der Tippfehler wurde bedauert. Aber es finden sich mehr Ungereimtheiten. So wird beispielsweise eine Arbeit aus dem Jahr 1970 zitiert, die belegt haben soll, dass freies Glutamat selbst in sehr hoher Dosis und über längere Zeiträume folgenlos verspeist werden darf. Und was steht im Original? Du liest den Text, du sinnst, du grinst: 14 bis 42 Tage lang verfütterte man eine chemisch definierte Diät mit 137 g Glutamat an elf erwachsene Männer. Geringere Glutamatmengen wurden an drei weitere Personen ausgegeben und an einige Wüstenmäuse. Keine der Personen zeigte neurologische Störungen oder Störungen im Leberstoffwechsel, bis auf eine Erniedrigung des Cholesterinspiegels. Allerdings waren die behandelten Wüstenmäuse etwas stiller als die Kontrolltiere.

Ich zweifle, ob eine Untersuchung an 14 Personen und einigen Wüstenmäusen geeignet ist, Überzeugendes zur Nahrungsmittelsicherheit für Hunderte von Millionen Menschen beizutragen. Die Konsensus-Konferenz plaudert noch von weiteren „Belegen": hier eine Studie mit 12 Personen, dort eine Übersichtsarbeit mit immerhin 45 Patienten.

Sie kennen inzwischen den Weg, den Glutamat durch die Darmwand nimmt, Sie wissen, dass Glutamat die Nervenzellen der Appetitregulation schädigen kann. Doch das alles ficht den Konsensus der zehn Herren nicht an, sie beharren darauf, dass Glutamat aus der Nahrung nicht ins Gehirn gelangt. Bevor wir dieses Puzzleteil zurechtrücken, sei noch darauf hingewiesen, dass das eingangs erwähnte Konsensus-Papier aus dem Jahr 1996 mit finanzieller Unterstützung des weltweit führenden Glutamatherstellers Ajinomoto zustande kam. Woher die jüngste Konferenz ihre monetäre Unterstützung bezog, geht aus der Veröffentlichung ihres „Nonsens"-Artikels nicht hervor.

Trotz aller Beschwichtigungsversuche müssen wir festhalten, dass Glutamat keineswegs harmlos ist. Es gelangt ins Blut, kann Darmzellen schädigen und verursacht bei empfindlichen Personen allerlei Beschwerden. Die spannende Frage, ob es auch ins Gehirn gelangt, beantworte ich Ihnen im nächsten Kapitel.

Die Blut-Hirn-Schranke

Wie sich unser Gehirn normalerweise schützt und wo wir dennoch nicht ganz dicht im Oberstübchen sind

Nun haben wir schon eine Weile miteinander gepuzzelt, haben gesucht, zusammengesetzt und wieder auseinandergenommen und auch manches gesehen, was überhaupt nicht recht zusammenpassen will. Da gibt es „auf der Basis gesicherter wissenschaftlicher Daten“ keine Bedenken gegenüber dem Einsatz von Mononatriumglutamat in der menschlichen Ernährung, und es gibt Kopfschmerzen, Muskelverspannungen, Taubheitsgefühle und Hitzewallungen nach dem Genuss von Mononatriumglutamat, es gibt Studien über die Störung der Appetitregulation durch Glutamat und es gibt Übersichtsarbeiten, in denen die Nörgler nicht korrekt zitiert werden.

Einige Autoren untersuchen Mononatriumglutamat in Wasser gelöst, andere verfüttern das Rattengift zusammen mit einem Hamburger. Dazu kommen individuelle Unterschiede und Unterschiede zwischen den Tierarten. Wird Glutamat in Verbindung mit Kohlenhydraten zum Verzehr angeboten, gelangt man zu wieder anderen Ergebnissen, denn die Verstoffwechslung von Mononatriumglutamat hängt erheblich davon ab, welche Beilagen bei den Testmahlzeiten gegessen werden. Die Verwirrung ist beträchtlich.

Aber ich will Sie nicht verwirren, ich will lieber versuchen, Sie zu entwirren. Wie wäre es mit einer kleinen Reise? Nicht in den sonnigen Südpazifik, wo wir begonnen haben, sondern auf eine Reise nach innen. Wir folgen – zumindest gedanklich – einem dieser eigensinnigen Glutamatmoleküle in die Tiefen unseres Körpers. Es startet in der Mucosa, der Darmschleimhaut. Es mischt sich unter die Moleküle, die nicht verstoffwechselt werden und die ihren Weg ins Blut finden. Weil sie so zahlreich sind, durchlaufen sie die Leber, kommen ungeschoren davon und schaffen es in den Körperkreislauf. Und nun? Nun geht's hinauf ins Hirn!

Ja aber, höre ich die Verharmloser und die Produzenten von Konsensus rufen, das verhindert doch die Blut-Hirn-Schranke! Diese Schranke gibt es tatsächlich, und sie ist äußerst wichtig für das Gehirn. Sie grenzt nämlich die empfindlichen Nervenzellen in unserem Denkorgan vom Rest des Körpers ab. So verhindert sie, dass kleinmolekulare Substanzen wie Glukose, Aminosäuren, Gifte und Glutamat aus dem Körperkreislauf ungehindert in das Zentralnervensystem eindringen und Unheil stiften können.

Die Blut-Hirn-Schranke besteht aus den vielen Zellen, die die ganz kleinen Blutgefäße, die winzigen Arterien und Venen des Zentralnervensystems von innen auskleiden – es sind Endothelzellen, die jedoch anders sind als die Endothelzellen in den übrigen Teilen unseres Körpers. Die Endothelzellen der Blut-Hirn-Schranke sind so eng miteinander verflochten („Tight Junction“), dass die

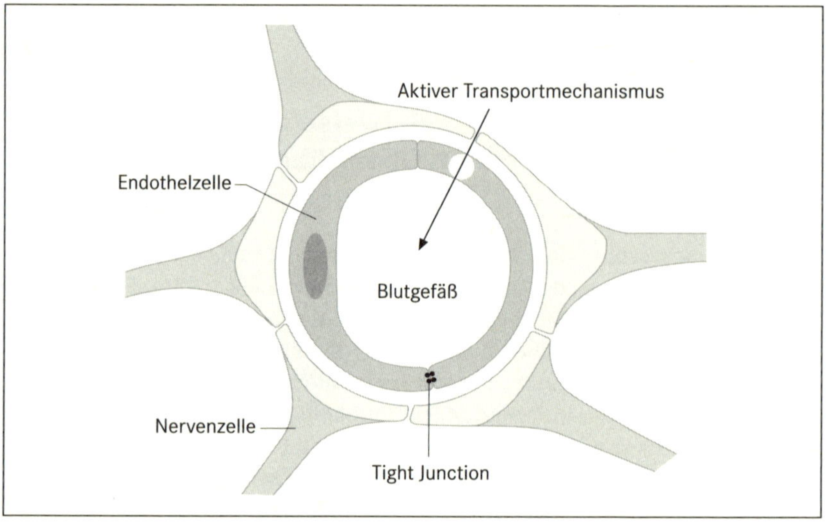

Abbildung 5: Wie die Blut-Hirn-Schranke funktioniert

meisten im Blut gelösten Substanzen nicht zwischen ihnen hindurchschlüpfen, die Blutbahn also nicht verlassen können.

Zudem verfügen die Endothelzellen im Gehirn über besondere Transportsysteme. Die sorgen dafür, dass Substanzen, die sich wider Erwarten doch zwischen den Zellen hindurchgemogelt haben, wieder zurück in die Blutbahn gebracht werden. Auch für Glutamat und andere Aminosäuren gibt es solche Rücktransportsysteme.

Die Abschottung des Zentralnervensystems ist biologisch naheliegend. Natürlich dürfen Neurotransmitter – und Glutamat ist ein solcher Neurotransmitter – nicht einfach mit der Leberwurst aufgenommen und widerstandslos ins Hirn geschleppt werden. Gerade in der Anfangszeit meiner Überlegungen zu Glutamat hatte ich mich lange mit solchen Einwänden herumgeplagt. Aber so einfach ist es eben nicht. Die Blut-Hirn-Schranke ist nicht an allen Stellen so dicht, wie immer behauptet wird und wie wir es uns als Konsumenten von Geschmacksverstärkern wünschen würden, denn es sind nicht alle Endothelzellen aller kleinen Blutgefäße des Hirns in diesen Schutzschild einbezogen. Einige wenige, dafür aber wichtige Gebiete des Zentralnervensystems – das sogenannte zirkumventrikuläre Organ – sind von dieser Schranke zumindest teilweise ausgenommen.

Zirkumventrikulär heißt, dass die Nervenzellen dieses Organs um einen Ventrikel herum angeordnet sind, in diesem Fall um den Dritten Ventrikel. Was sind nun wieder Ventrikel? Unser Gehirn besteht nicht nur aus Nervenzellen. Es enthält auch Stützgewebe – damit die Nerven hübsch in Form bleiben –, Blutgefäße und zahlreiche weitere Strukturen und eben auch große flüssigkeitsgefüllte Räume. Das sind die Ventrikel.

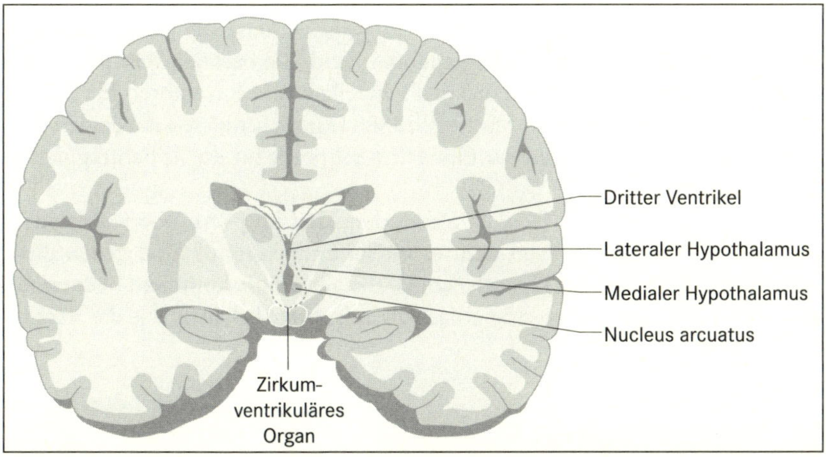

Abbildung 6: Lage des Dritten Ventrikels und des zirkumventrikulären Organs

In der Mitte der beiden Großhirnhälften findet sich je einer der Seitenventrikel, und ganz zentral darunter liegt als langgestreckter, etwas zipfeliger Raum der Dritte Ventrikel. Um ihn herum liegen symmetrisch gepaart die ganz wichtigen Zellhaufen, sogenannte Kerne, die für eine Vielzahl von Regulationsvorgängen notwendig sind. Diese Kerngebiete sind evolutionsbiologisch sehr alt, haben sich also seit Jahrmillionen kaum verändert. Beiderseits des zipfeligen Dritten Ventrikels liegen auch der Hypothalamus und als ein Teil desselben, der bereits erwähnte Nucleus arcuatus. Hier zentriert sich die Appetitregulation. Und genau hier ist die Blut-Hirn-Schranke nicht dicht.

Warum? Das weiß man letztlich nicht genau, aber wir können ja spekulieren. Stellen Sie sich vor, Ihr Chef verbringt den ganzen Tag alleine in seinem Büro und hat auch noch sein Telefon ausgeschaltet. Wie soll er wissen, was in der Firma vorgeht, wie wollen Sie sich mit ihm verständigen? Sie merken, worauf ich hinaus will: Regulationszentren müssen Verbindung mit dem Rest des Organismus haben und können sich nicht vollkommen hinter Blut-Hirn-Schranken verschanzen.

24. Nicht ganz dicht

Cheunsuang & Morris 2005

Die beiden Wissenschaftler von der Tierärztlichen Fakultät der Universität Bangkok in Thailand zeigten, dass sich mit Hilfe einer Injektion von verschiedenen Farbstoffen ins Blut Zellen im Nucleus arcuatus anfärben lassen. Das ist nach herkömmlicher Vorstellung unmöglich. Diese Zellen sollten durch die Blut-Hirn-Schranke abgegrenzt sein und sich nicht anfärben lassen. War aber nicht so. Die Autoren konnten ferner nachweisen, dass die gefärbten Zellen auch in die Appetitregulation eingebunden sind. Sie besaßen Rezeptoren für Leptin, das Sättigungshormon aus den Fettzellen, und Rezeptoren für Neuropeptid Y – erinnern Sie sich? Macht gefräßig. Daraus schlossen die beiden Forscher, dass die Undichtigkeit der Blut-Hirn-Schranke für die Appetitregulation wichtig ist.

Das ist auch sinnvoll. Denken Sie an den Chef im Büro. Wie wollte unser Gehirn etwas regulieren, von dem es nichts mitbekommt? Und genau diese besonderen Regionen im Hypothalamus, die alles mitbekommen, bekommen auch was vom Glutamat ab. Sogar das ist schon lange bekannt, wie das nächste Puzzleteil zeigt.

25. Glutamat gelangt ins Hirn

Currie et al. 1995; Monno et al. 1995

Paul Currie und seine Mitarbeiter untersuchten nahrungsbedingte Veränderungen von Aminosäurekonzentrationen im Hypothalamus. Dazu bohrten sie Ratten winzig kleine Metallsonden in den Hypothalamus und ließen die Sonden festwachsen. Nachdem alles verheilt war, flößten sie den Tieren Aminosäurelösungen über einen Magenschlauch ein und untersuchten, welche Aminosäuren im Blut und im Hypothalamus ankamen. So konnten sie zeigen, dass die Spiegel verschiedener Aminosäuren, auch Glutamat, sowohl im Blut als auch im Hypothalamus deutlich erhöht waren. Die Autoren schlossen, dass die Nahrungszusammensetzung auch die Zusammensetzung der Aminosäuren im Hirn beeinflussen kann.

Im selben Jahr untersuchten Antonella Monno und Mitarbeiter aus Mailand die Veränderungen der Glutamatkonzentrationen im Hirn. Auch sie gaben frei laufenden Ratten Mononatriumglutamat über eine Magensonde und fanden etwa 40 Minuten später einen fast neunfachen Anstieg dieser Aminosäure im Hypothalamus.

Curries Team hatte 4 mg Mononatriumglutamat pro Gramm Körpergewicht der Ratten gegeben. Das ist dieselbe Menge, die bei neugeborenen Tieren unter die Haut gespritzt wird und die aufgrund ihrer Giftigkeit bleibende Zerstörungen des Nucleus arcuatus herbeiführt. Ich hatte ja bereits Holzwarth-McBride und Bloch erwähnt, die wie andere schon vor fast 40 Jahren die zerstörerische Wirkung von Natriumglutamat auf Nervenzellen des Nucleus arcuatus untersucht hatten. Mein spanischer Kollege Jesus und ich haben dieselben Versuche noch einmal durchgeführt, und auch wir finden nach langfristiger Fütterung mit Mononatriumglutamat eine wesentliche Beeinträchtigung der Appetitregulation.

! **Um es noch einmal deutlich zu sagen: Man muss Glutamat nicht spritzen. Auch Glutamat aus der Nahrung führt zu empfindlichen Funktionsstörungen von Nervenzellen im Gehirn. Und es stört nicht nur Nervenzellen, die den Appetit regeln, sondern auch andere, die mit dem Appetit nichts zu tun haben. Das ist ungemütlich. Es ist besonders ungemütlich, weil auch in wissenschaftlichen Kreisen der Glaube fortbesteht, Glutamat werde bereits im Magen-Darm-Trakt komplett verstoffwechselt. Weil es heißt, Glutamat gelange nicht durch die Blut-Hirn-Schranke. Weil diese „Fakten" nicht nur in der Laienpresse immer wieder publiziert werden. Und weil Glutamatzusätze immer noch in (fast) allen Würsten – und in vielem mehr – zu finden sind.**

Und falls es Sie interessiert, wie die glutamatempfindlichen Nervenzellen aussehen, dann schauen Sie mal auf den rückwärtigen Umschlag Ihres Buches: oben rechts in Blau. Hier sehen Sie beiderseits des V-förmigen Dritten Ventrikels die kleinscheckigen Areale. Wenn Sie genau hinschauen, sehen Sie lauter Kerne von Nucleus-arcuatus-Zellen. Und wenn Sie noch genauer hinschauen, dann merken Sie, dass es gar nicht mal so viele sind. Wir Menschen haben auch nicht viel mehr davon. Mit denen muss man pfleglich umgehen!

Wie viel Eiweiß braucht der Mensch?

Warum wir nicht ohne Glutamat leben können, wie viel Eiweiß wir brauchen und wie viel wir essen

Wir können nicht ohne Eiweiß und darum auch nicht ohne Glutamat leben. Glutamat ist die häufigste Aminosäure und kommt in fast jedem Eiweiß vor. Eiweiß von Milch und Hülsenfrüchten besteht zu etwa 20 % und Fleischeiweiß zu etwa 16 % aus Glutamat. Der Glutamatanteil im Gemüseeiweiß schwankt zwischen rund 9 % beim Grünkohl und 36 % bei Tomaten. Auch Getreideeiweiß besteht zu einem guten Drittel aus dieser Aminosäure.
Spätestens jetzt sollten Sie unruhig werden: Ist es denkbar, dass auch Glutamat aus eiweißreichen Lebensmitteln giftig sein kann? Wie viel Eiweiß essen wir überhaupt? Wie viel brauchen wir? Wir puzzeln weiter.

Auf dem Markt

Gehen wir doch einfach auf den Wochenmarkt und schauen wir, wo Glutamat angeboten wird. Die meisten Gemüsesorten enthalten zwischen 1 und 3 % Eiweiß und enthalten damit - selbst wenn ihr Eiweiß prozentual viel Glutamat enthält - nur wenig von dieser Aminosäure. Fleisch besteht zu rund 20 % aus Eiweiß und damit zu gut 3 % aus Glutamat, Getreidekörner enthalten bei einem Eiweißanteil von 7 bis 12 % ebenfalls 3 bis 4 % dieser Aminosäure. Getrocknete Hülsenfrüchte wie Erbsen, Bohnen oder Linsen enthalten 20 bis 24 %, Sojabohnen bis zu 36 % Eiweiß und sind damit auch wirklich reich an Glutamat, aber wer isst seine Erbsen schon trocken? Unter den trinkbaren Flüssigkeiten ist Milch mit etwa 3,3 % eine der eiweißreichsten, das heißt, wir trinken mit einem Liter Milch 33 g Eiweiß mit 6,5 g Glutamat.
Und die Milchprodukte? Joghurt, weil aus ganzer Milch gewonnen, enthält ebenfalls 3,3 % Eiweiß, Quark zwischen 10 und 14 %, weil er aus dem Milchgerinnsel kommt. Und noch dicker ist der Käse mit meist mehr als 20 %, alter Gouda mit 25 % und Parmesan mit gut 30 % Eiweiß. Das sind 70 g Glutamat in 1 kg Käse - davon 12 g in freier molekularer Form - aber wer raspelt schon 1 kg Parmesan? Übrigens: Wer magere Lightprodukte kauft, wählt nicht nur fettarm, sondern meist auch besonders eiweißreich.

26. Reichlich Eiweiß

DGE 2004; Mensink et al. 2002; BMBF 2008

Die Deutsche Gesellschaft für Ernährung (DGE) gibt im Auftrag der Bundesregierung alle 4 Jahre einen Ernährungsbericht heraus und beschreibt darin die ernährungsmäßige Lage der Nation. F

» In den alten Bundesländern verzehren Jungen und Männer im Schnitt 78 g Eiweiß täglich, in den neuen Bundesländern durchschnittlich 82 g.
» Mädchen und Frauen verzehren im Schnitt 72 g (alte Bundesländer) bzw. 73 g Eiweiß täglich (neue Bundesländer).
» Der Anteil an tierischem Protein beträgt in der Jugend etwa die Hälfte, im Alter etwa 60 % der Proteinzufuhr. Fünf Prozent der jungen Männer verzehren inzwischen mehr als 190 g (!) Eiweiß pro Tag.

Ist das nun viel oder wenig? Die Deutsche Gesellschaft für Ernährung empfiehlt 0,8 g Eiweiß täglich pro kg Körpergewicht. Das sind 64 g für einen 80 kg schweren Herrn und entspricht einem „Brennwert" von etwa 240 kcal. Vertilgt dieser Herr etwa 2400–3000 kcal am Tag, so liefert diese Eiweißmenge etwa 8–10 % der täglichen Kalorienzufuhr.

Die oben genannten Verzehrzahlen von 78–82 g Eiweiß bei deutschen Männern entsprechen jedoch 12–14 % der täglichen Kalorienzufuhr. Andere Berichte nennen Mittelwerte von 15–16 %. Man muss kein Prozentrechenkünstler sein, um zu erkennen, dass die Bevölkerung deutlich mehr Eiweiß isst, als ihr empfohlen wird. Und vergessen Sie nicht: Mittelwerte sagen nur, dass etwa eine Hälfte der Bevölkerung darunter, die andere Hälfte aber darüber liegt, also noch mehr Eiweiß konsumiert.

Darüber, wie sinnvoll die Empfehlungen sind und ob die tatsächliche Zufuhr nun schädlich ist oder nicht, gibt es seit längerem Diskussionen. Um mitreden zu können, müssen wir zunächst einmal wissen, wie viel Eiweiß der Körper von Kindesbeinen an benötigt.

27. Wie viel Eiweiß brauchen Kleinkinder?

Agostoni 2005

Die Arbeit von Carlo Agostoni gibt deutliche Antworten auf diese Frage: Nicht mehr als 7–8 % der täglichen Kalorienzufuhr sollten bei einem 4-monatigen Säugling aus Eiweiß stammen. Bei ein- bis zweijährigen Kleinkindern sollten es maximal 14 % sein. Was wiegt Ihr Zweijähriger? 12 kg? Dann braucht er knapp 1000 kcal Treibstoff am Tag und maximal 35 g Eiweiß.

Mag Ihr Kind Quarkspeise? In der halben Packung magerem Früchtequark, nur 125 g, finden Sie gut 12 g Eiweiß. Und wenn Sie noch einen halben Liter

Milch zufüttern, hat Ihr Jüngster schon fast die volle Tagesration an Eiweiß erhalten.

28. Eiweiß- und Energiebedarf hängen zusammen

Millward & Jackson 2004

Auch Joe Millward und Alan Jackson beschäftigten sich mit dem Eiweißbedarf des Menschen. Dabei ist zweierlei zu bedenken: Einerseits geht Eiweiß während des Tages verloren, etwa mit dem Stuhlgang, beim Waschen oder Haarebürsten. Andererseits ist die Zusammensetzung des Eiweißes wichtig, das wir aufnehmen. Wenn Sie als Liebhaber von Götterspeisen Ihren Eiweißbedarf alleine mit Wackelpuddinggelatine decken wollten, hätten Sie ein Problem. Gelatine ist zwar auch ein Eiweiß, besteht aber zu mehr als einem Drittel aus den Aminosäuren Glycin und Prolin, während alle anderen Aminosäuren unterrepräsentiert oder gar nicht vertreten sind. Gelatine hat eine niedrige biologische Wertigkeit, sie ist ein biologisch minderwertiges Eiweiß.

Und wie steht es weltweit mit dem Eiweißkonsum? Engländer führen sich, ähnlich wie wir Deutschen, im Mittel 14 % ihrer Nahrungsenergie übers Eiweiß zu. Bei englischen Vegetariern sind es 12 %, in Indien 10 % und die Menschen in Westbengalen decken nur noch 6 % ihres täglichen Energiebedarfs mit Eiweiß. Das entspricht einer Menge von etwa 0,5 g Protein pro kg Körpergewicht täglich.

Moment mal, das heißt aber nicht, dass alle Menschen mit 6 % Proteinanteil auskämen! Diese Menge ist zu wenig, das sagt auch Herr Millward. Je nach Alter, Geschlecht, körperlicher Bewegung und Eiweißqualität kommt Millward auf eine Proteinempfehlung zwischen 6,4 und 12,8 %, wobei der obere Wert gerade für die älteren, inaktiven Damen gilt. Sie brauchen nur noch wenig Energie am Tag, deswegen steigt ihr relativer Eiweißbedarf an.
Interessanterweise essen Menschen überall auf der Welt – so sie die Möglichkeit dazu haben – mehr Protein, als sie zum (Über-)Leben brauchen.

Zum nackten Überleben brauchen wir wenig Eiweiß. Schon die Empfehlung von 0,8 g Eiweiß pro kg Körpergewicht liegt bereits erheblich über dem notwendigen Minimum. Aber jede Empfehlung will auf der sicheren Seite sein. Es sind wohl die Erinnerungen an schlechte Tage, die Furcht, bloß nicht zu wenig zu haben, bloß keinen Mangel entstehen zu lassen. Offizielle Ernährungsempfehlungen enthalten Sicherheitszuschläge, es soll keiner zu kurz kommen. Aber mit 12–16 % der Kalorienzufuhr nehmen wir inzwischen mehr als das Doppelte dessen zu uns, was unser Körper tatsächlich braucht.

Und was ist mit Kindern? Gerade Kinder benötigen prozentual noch weniger Eiweiß.

Vorsicht Denkfalle: Es geht hier nicht um die Eiweißmenge pro kg Körpergewicht, die ist beim Kind tatsächlich höher als bei einem Erwachsenen: Die DGE empfiehlt für Säuglinge im ersten Lebensjahr 1,1–2,7 g Eiweiß pro kg Körpergewicht und Tag, für Kinder und Jugendliche 0,9–1 g und für Erwachsene 0,8 g pro kg Körpergewicht. Es geht im Folgenden nicht um die Eiweißmenge pro Kilogramm Kind, sondern um den Eiweißanteil an den täglich gegessenen Kalorien, also den relativen Beitrag, den das Eiweiß zur Kalorienaufnahme leistet.

Natürlich brauchen Kinder Eiweiß, denn sie wachsen. Aber mehr als das Eiweiß brauchen sie die Energie. Aus diesem Grund ist ihr Eiweißbedarf bezogen auf den hohen Energiebedarf eher klein. Kleiner als bei den meisten anderen Säugern. Kuhmilch enthält etwa 3,3 % Eiweiß, Muttermilch nur wenig mehr als 1 %. In der Kuhmilch liefert der Proteinanteil 19 % der Kalorien, in der Muttermilch nur 6 %. Säuglinge werden also von der Natur mit einer eher westbengalischen Eiweißmenge bedacht. Und was passiert, wenn man Kleinkindern zu viel Eiweiß anbietet? Auch dazu gibt es Antworten.

29. Flaschenkinder sind schwerer

Kramer et al. 2004

Michael Kramer und seine Mitarbeiter aus Montreal hatten an 31 zufällig ausgewählten Geburtskliniken Mütter dazu angehalten, ihre Kinder mindestens 4 bis 6 Monate voll und mindestens ein Jahr wenigstens teilweise zu stillen. So kamen fast 14 000 gestillte Säuglinge und knapp 1400 Flaschenkinder in die Auswertung. Kramer zeigte, dass ab einem Alter von 3 bis 6 Monaten die mit der Flasche und damit eiweißreich gefütterten Kinder die gestillten deutlich an Gewicht und Länge übertrafen.

30. Kuhmilch lässt Kinder wachsen

Hoppe et al. 2004; 2006

Mit Fertignahrung auf Kuhmilch-Basis gefütterte Kinder wachsen sowohl in Entwicklungsländern als auch in Industrienationen besser. Bei dänischen Kindern konnten Camilla Hoppe und ihre Mitarbeiter mit steigendem Milchkonsum von 200 auf 600 ml pro Tag eine Zunahme des insulinähnlichen Wachstumsfaktors IGF-1 um 30 % nachweisen. IGF-1 steigt, wenn proteinreich gegessen wird. Aber die Hinweise mehren sich, dass ein frühes rasches Wachstum nicht immer vorteilhaft ist. Gerade Kinder, die zu klein oder zu leicht geboren werden, in der frühen Säuglingszeit dann aber rasch an Gewicht und Länge zunehmen, haben ein höheres Risiko, später dick und zuckerkrank zu werden.

31. Aufgeholt und fertig gewachsen

Hermanussen 1997; Larnkjaer et al. 2006

Trotzdem klingt besseres Wachstum gut. Wer möchte nicht größer werden! Allerdings haben die Westdeutschen das Optimum längst überschritten und werden schon seit etwa zwei Jahrzehnten nicht mehr größer – nur noch dicker. Sie brauchen nur zurückzublättern und sich die Abbildungen aus dem ersten Kapitel noch einmal anzuschauen.

Die dänische Arbeitsgruppe um Larnkjaer hat ähnliche Untersuchungen bei anderen europäischen Wehrpflichtigen vorgenommen. In praktisch allen nordeuropäischen Ländern ist trotz steigender Eiweißzufuhr der Trend zu immer größerer Körperhöhe zum Erliegen gekommen. Junge Männer aus Skandinavien und den Niederlanden verharren im Mittel bei 1,79–1,83 m und Italiener haben sich bei 1,74 m eingependelt. Nur in Belgien, Portugal und Spanien steigt die mittlere Körperhöhe noch langsam.

32. Zu viel Eiweiß im ersten Lebensjahr macht später dick

Rolland-Cachera et al. 1990; Gunnarsdottir & Thorsdottir 2003; Scaglioni et al. 2000

Erstmals vor etwas mehr als 15 Jahren beschrieb Marie-Françoise Rolland-Cachera den statistischen Zusammenhang zwischen dem Anteil an Nahrungseiweiß – wieder einmal ausgedrückt in Prozent der täglichen Energieaufnahme –, die an zweijährige Kleinkinder verfüttert worden war, und der Varianz des Body-Mass-Index (BMI) im Alter von 8 Jahren. Sie schloss aus ihrer Untersuchung, dass sich 4 % der Unterschiede im BMI durch den Eiweißanteil der täglichen Kost erklären lassen. Nun mag man einwenden, 4 % seien nicht viel. Wenn man aber bedenkt, dass gut die Hälfte der Varianz des BMI genetisch bedingt ist und dass wir gut 30 % der Varianz überhaupt nicht erklären können, dann wird deutlich, dass der Einfluss des Nahrungseiweißes auf das Körpergewicht durchaus nennenswert ist.

Ingibjorg Gunnarsdottir und Inga Thorsdottir fanden denselben Zusammenhang bei isländischen Jungs: Je höher die Eiweißaufnahme mit 9 bis 12 Monaten, desto höher lag der BMI mit 6 Jahren, ohne dass die schweren Jungs mehr Kalorien verzehrt hätten. Auch das Mailänder Team um Silvia Scaglioni fand, dass Eltern von übergewichtigen Fünfjährigen ihren Kindern im Säuglingsalter mehr Eiweiß und weniger Kohlenhydrate verfüttert hatten als die Eltern normalgewichtiger Kinder.

33. Jetzt mal ehrlich – das EARNEST-Programm

Koletzko et al. 2005; Coghlan 2007

Auch der Münchener Kinderarzt und Ernährungsspezialist Berthold Koletzko bearbeitet die Frage, die uns in diesem Kapitel beschäftigt: Wieso wachsen gestillte Kinder etwa ab dem dritten Lebensmonat langsamer und bleiben auch an ihrem ersten und zweiten Geburtstag kleiner und leichter als Flaschenkinder? Oder stellen wir die Frage falsch? Wieso wachsen Flaschenkinder etwa ab dem dritten Lebensmonat zu schnell und sind auch an ihrem ersten und zweiten Geburtstag zu groß und zu dick? Wirkt sich das auf das Risiko aus, später übergewichtig zu werden?

Die Daten aus bayerischen Vorsorge- und Einschulungsuntersuchungen sprechen dafür: Nahmen Kinder in den beiden ersten Lebensjahren um etwa 10 kg zu, war das Risiko, bei der Einschulung dick zu sein, fünfeinhalbfach erhöht. Koletzko spekuliert, dass Muttermilch vor späterem Übergewicht schützt, und nennt als mögliche Ursache unter anderem deren geringeren Proteingehalt. Flaschenkinder nehmen auch deshalb mehr Kalorien auf, weil Fertignahrung oft energiedichter ist. Dies führt dazu, dass mit der Flasche gefütterte Kinder zwischen 10 und 18 % mehr Kalorien pro kg Körpergewicht aufnehmen.

Derzeit führt Koletzkos Team im Rahmen des EU-geförderten EARNEST-Programms eine Studie an 1000 Kindern aus fünf Ländern durch, bei der gestillte mit flaschengefütterten Babys verglichen werden. Ersten Ergebnissen zufolge nahmen Babys, die eine handelsübliche proteinreiche Fertigkost erhalten hatten, bis zum zweiten Lebensjahr schneller zu und zeigten höhere IGF-I und Insulinspiegel.

Wir bleiben noch einen Moment beim Eiweiß und fragen, ob der Zusammenhang zwischen Eiweißkonsum und Body-Mass-Index altersabhängig ist. Die Literatur hierzu ist außerordentlich enttäuschend. Im Grunde ist diese Frage bisher nicht untersucht worden.

34. 27 000 Griechen können nicht irren

Trichopoulou et al. 2002

Vor einigen Jahren erschien ein ungewöhnlicher und bisher wenig beachteter Artikel im Rahmen der EPIC-Studie. Diese European Prospective Investigation of Cancer ist die größte europäische Bevölkerungsstudie mit insgesamt gut 500 000 Teilnehmern.

Trichopoulou und Kollegen befragten eine Untergruppe von 27 862 gesunden Griechen nach ihren Ernährungsgewohnheiten. Der deutlichste Zusammenhang fand sich zwischen Eiweißverzehr und Body-Mass-Index. Die Autoren schlossen daraus, dass viel Nahrungseiweiß die Entstehung von Fettsucht fördert.

35. Eiweißanteil und BMI bei deutschen Kindern

Hermanussen et al. 2008

Die DONALD-Studie des Dortmunder Forschungsinstituts für Kinderernährung, eine seit 1985 laufende Langzeitstudie, untersucht den Zusammenhang. Diese seit 1985 laufende Langzeitstudie untersucht den Zusammenhang zwischen Essverhalten, Stoffwechsel und Gesundheit. Gemeinsam mit Mathilde Kersting und Wolfgang Sichert-Hellert habe ich bei 1028 Kindern und Jugendlichen anhand von 7182 Drei-Tage-Nahrungsprotokollen den Zusammenhang zwischen BMI und den drei Hauptnährstoffen Kohlenhydrat, Eiweiß und Fett berechnet.

Wie auch in den anderen Studien berechneten wir die Hauptnährstoffe in Prozent der täglichen Energieaufnahme und fanden – wie viele vor uns – keinen Zusammenhang zwischen Body-Mass-Index und dem Verzehr von Kohlenhydraten und Fett. Aber wir sahen einen statistisch gesicherten Zusammenhang zwischen dem BMI und dem Eiweißanteil.

Wie schon bei Marie-Françoise Rolland-Cachera erklärt dieser Zusammenhang rund 4 % der Varianz des BMI. Auch wir fanden also, dass Proteinverzehr und Körpergewicht etwas miteinander zu tun haben. Wir fanden aber noch mehr. Wir hatten die Daten von Kindern und Jugendlichen im Alter zwischen 2

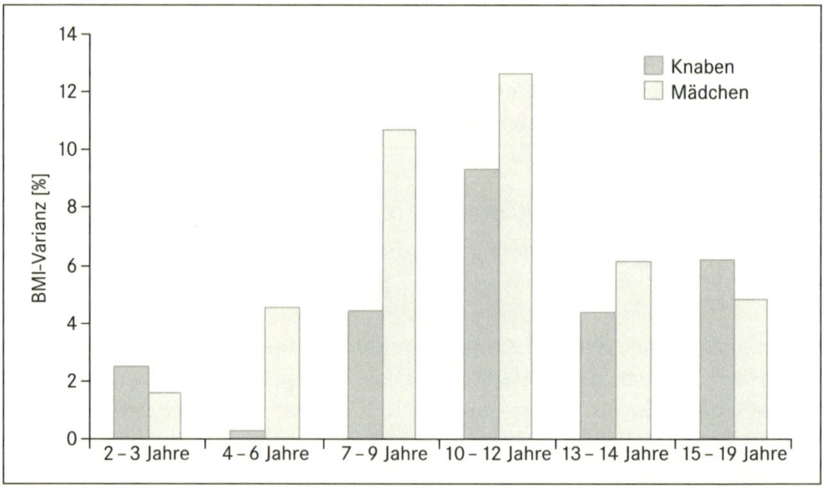

Abbildung 7: Einfluss des Eiweißanteils in der Nahrung auf den BMI. Ergebnisse der DONALD-Studie

und 18 Jahren nachuntersucht und konnten daher auch etwas zu den verschiedenen Altersgruppen sagen: Kurz vor der Pubertät, in der Gruppe der 7- bis 12-jährigen Mädchen und 10- bis 12-jährigen Knaben erklärte der Eiweißanteil sogar gut 10 % der Unterschiede des BMI. Offenbar reagieren junge Menschen besonders empfindlich auf Eiweiß in der Nahrung. Das ist überraschend. Damit ist in dieser Altersgruppe der Eiweißanteil - neben der Genetik - der größte gewichtsbeeinflussende Einzelfaktor. Das ist neu und aufregend.

Doch wir wollen nicht engstirnig werden und gedanklich nur noch im Eiweiß rühren. Essen und Sattwerden, Dünnbleiben und Dickwerden sind unerhört komplexe Dinge. So bemerkte Frau Rolland-Cachera, die ja als eine der Ersten auf das Protein als „Babybooster" hingewiesen hatte, dass vor allem jene Kinder dick werden, die im ersten Lebensjahr nicht nur mit sehr viel Eiweiß, sondern zugleich fettarm gefüttert wurden. Macht fettarm dick? Sollte es nicht schlank machen?

Wir landen mit diesen Fragen jetzt auf einer ganz anderen Baustelle, und zwar bei der Frage, ob wir den Zusammenhang zwischen Fett in der Nahrung und Fett auf der Hüfte schon verstanden haben. Gibt es überhaupt einen Zusammenhang?

Vom Fettsparen und Dickbleiben

Warum fettarme Diäten das Problem der Dicken nicht lösen

Ich höre Sie förmlich protestieren. Fett enthält doch nun doppelt so viel Kalorien wie Kohlenhydrate und Proteine. Wir müssen doch irgendwo Kalorien sparen, um in Form zu bleiben. Suchen wir also nach spannenden Puzzleteilchen zu diesem Thema …

36. Es wird zu viel gegessen

Nielsen et al. 2002; Rigby 2005

Der tägliche Kalorienkonsum von Amerikanern aller Altersgruppen ist angestiegen – obwohl sie immer weniger Fett zu sich nehmen. Neville Rigby zitiert das amerikanische Landwirtschaftsministerium mit den Worten, dass der „average American" täglich etwa 530 kcal mehr konsumiert als vor 30 Jahren. Das ist eine Zunahme um 25 %.

Nach Angaben des letzten DGE-Ernährungsberichts stieg auch in Deutschland die mittlere tägliche Kalorienzufuhr zwischen 1988 und 1998 spürbar: in den alten Bundesländern bei Männern um 261 kcal (neue Länder 212 kcal) und bei Frauen um 308 kcal (neue Länder 273 kcal). Das entspricht einer Zunahme der Energiezufuhr um 10 bis 17 %. Und wenn man bedenkt, dass die körperliche Bewegung in dieser Zeit keinesfalls zu-, sondern abgenommen hat, verwundert eine Zunahme an Fettleibigkeit schon aus diesem Grund nicht.

37. Kalorienbomben

Brantley 2005

Philip Brantley drückt sich noch drastischer aus: Die Menschen werden geradezu bombardiert mit Bildern und Angeboten von fettreicher, hochkalorischer, geschmackvoller und geschmacksverstärkter, praktischer und billiger Kost.

Aha, da haben wir es doch: fettreiche, hochkalorische Kost. Warum also nicht Low-Fat zum Schlankbleiben und Abnehmen? Wie sollen wir denn sonst den Kaloriengehalt im Essen senken? Ich kann Sie beruhigen: Es gibt für das Körpergewicht Wichtigeres als den Kaloriengehalt einer Speise, und die Schuld des Fettes ist mehr als fraglich. Wir sprechen über Sättigung und Sättigungsregulation. Das ist etwas völlig anderes. Aber lassen Sie uns zunächst ein paar vertraute Bilder ansehen. Was wollen Sie hören? Fett macht fett? Also los, das weiß man doch schon lange …

38. Fett macht fett

Astrup 1993; 2005; Bray et al. 2004

Der Däne Arne Astrup beschäftigt sich schon seit langem mit der Zusammensetzung der Nahrung, insbesondere bei dicken Menschen. Vor 15 Jahren stellte er die bis dahin bekannten Quer- und Längsschnittstudien zur Adipositas-Entwicklung zusammen und befand, dass Fettsucht mit der Fettmenge in der Nahrung zusammenhängt.

Querschnitt, Längsschnitt? Denken Sie jetzt bitte nicht ans Wurstschneiden. In Querschnittstudien werden die Messwerte zum selben Zeitpunkt erhoben. Sie repräsentieren einen Schnitt durch die Bevölkerung „quer zur Zeitachse". Querschnittstudien sind Momentaufnahmen, ähnlich wie ein Urlaubsfoto. In Längsschnittstudien werden jeweils dieselben Personen über einen gewissen Zeitraum, das heißt, „längs der Zeitachse", untersucht.

Übrigens fand Astrup auch, dass der bevorzugte Verzehr von Kohlenhydraten mit einem geringeren Körpergewicht einhergeht. Er versucht dies mit einem höheren Sättigungseffekt durch Kohlenhydrate zu erklären und empfiehlt wie viele andere, den Fettgehalt in der Ernährung zugunsten der Kohlenhydrate zu senken. Herr Astrup ist prinzipiell bei seiner Meinung geblieben und publizierte noch im Jahr 2005 eine Meta-Analyse, also eine Zusammenfassung der wissenschaftlichen Ergebnisse verschiedener Autoren, über die Bedeutung von Fett im Essen für das Fett auf den Rippen. Und Astrup ist nicht der Einzige: Bis heute sind die meisten Ernährungsfachleute der Meinung, dass es der Fettverzehr sei, der uns dick macht. Ich erspare Ihnen die Details der zahlreichen Puzzleteilchen zu diesem Thema, sie ähneln sich. Viel lieber zeige ich Ihnen jetzt die schönen, bunten Puzzleteile, die so gar nicht ins herkömmliche Bild passen. Denn das asketische Low-Fat-Konzept wird seit Längerem misstrauisch beäugt. Vor allem, seit immer wieder auffiel, dass trotz sinkenden Fettanteils in der Nahrung das Problem Fettsucht unverändert zunimmt.

39. Der Mythos bröckelt

Blundell et al. 1996

Vor gut 10 Jahren begannen John Blundell und seine Mitarbeiter bereits, den Fett-macht-fett-Mythos zu hinterfragen. Sie räumten politisch korrekt noch ein, dass fettreiche Ernährung dick machen soll und dass Fettliebhaber häufiger dick seien als die Fettscheuen. Mit wissenschaftlichen Belegen dafür taten sie sich aber schwer und kamen letztlich zu der – etwas umständlich formulierten – Überzeugung, dass die Entwicklung von Übergewicht auf der Basis einer fettreichen Ernährung „keine biologische Unvermeidbarkeit“ sei.

Oho, sollte da jemand Zweifel an der allgemeinen Fettverteufelung hegen? Es gibt noch immer viele Leute, die nicht begreifen können, dass Fett nicht der Bösewicht ist, für den man es hält: Es macht weder automatisch dick noch krank.

40. Magere Vorteile

Sanders 2003, Willett & Leibel 2002

Die Zahl der Zweifler wuchs, vor allem in den letzten Jahren. So versuchte Thomas Sanders, die wissenschaftliche Grundlage für die Empfehlungen zur Einschränkung von Nahrungsfetten nachzuvollziehen. Er konnte jedoch in keiner der analysierten wissenschaftlichen Untersuchungen Belege dafür finden, dass ein Fettanteil von weniger als 30 % der täglichen Kalorienzufuhr – wie es oft empfohlen wird – wünschenswert ist.

Walter Willett und Rudolph Leibel aus Harvard weisen zunächst auf das sogenannte „American paradox“ hin: Trotz sinkenden Fettanteils bei der Kalorienzufuhr werden die Menschen in den USA unvermindert dicker. Doch nicht nur die Amerikaner sind betroffen, man findet diesen vermeintlichen Anachronismus auch in England, Holland, Deutschland und anderen westlichen Gesellschaften. Eigentlich müsste man also eher und ganz allgemein vom „Fett-Paradoxon“ sprechen.

Wie dem auch sei, die beiden Harvard-Epidemiologen werden dann sehr deutlich: Der Fettverzehr ist nach ihren Erkenntnissen nicht die Ursache für das globale Problem der Fettsucht und eine Verminderung des Fettanteils in den Lebensmitteln unserer Gesundheit nicht unbedingt förderlich. Die „gesteigerte Aufmerksamkeit, die man dem Fettgehalt unserer Lebensmittel widmet, geht den Bemühungen verloren, sich um die Probleme der Dicken und um die globalen gesundheitlichen Herausforderungen durch Übergewicht zu kümmern“. Klare Ansage.

41. Low-Fat-Diäten systematisch entmystifiziert

Pirozzo et al. 2002

Willetts deutliche Absage an die Fett-macht-fett-Theorie erhält Schützenhilfe durch eine umfangreiche Meta-Analyse von Sandi Pirozzo und Mitarbeitern, die diverse medizinische Datenbanken wie die Cochrane Bibliothek, MED-

LINE und EMBASE systematisch durchsucht hatten, ferner den Science Citation Index und die Literaturlisten der gefundenen Studien. In ihre Analyse schlossen sie alle Studien ein, die folgende Kriterien erfüllten:

» randomisierte (Probanden werden nach Zufallskriterien ausgesucht), kontrollierte, klinische Studien, die fettarme mit anderen Schlankheitsdiäten verglichen,
» wichtigstes Ziel sollte der Gewichtsverlust sein,
» die Studienteilnehmer sollten mindestens 6 Monate lang untersucht werden,
» alle Teilnehmer sollten übergewichtige oder adipöse Erwachsene sein (BMI über 25),
» Studien an schwangeren Frauen und Patienten mit schwerwiegenden Erkrankungen wurden nicht berücksichtigt.

Und das Ergebnis? Möchten Sie es hören? Es fand sich kein Unterschied zwischen Diäten mit niedrigem und normalem Fettgehalt. Es heißt am Ende der Meta-Analyse recht lapidar: „Die Übersichtsarbeit legt nahe, dass fettreduzierte Diäten nicht besser sind als kalorienreduzierte Diäten hinsichtlich eines langfristigen Gewichtsverlusts bei übergewichtigen oder adipösen Personen."

Also kein Low-Fat mehr, kein Du-darfst, alle bisherigen Bemühungen umsonst? Wir essen wieder Fett? Nun, ich will Sie nicht davon abhalten, weiterhin den Fettrand vom Fleisch zu schneiden, aber ich will Sie davon abhalten zu glauben, Fettsparen sei eine besonders gute Methode zum Abspecken.

Aber …? Kein Aber. Selbstverständlich verliert man zunächst Gewicht, wenn man weniger Kalorien zu sich nimmt. Und die einfachste Art, weniger Energie zu sich zu nehmen, ist, die besonders energiereichen Bestandteile aus der Kost zu entfernen – da liegt das Fettsparen nahe. Diese Argumentation ist nach wie vor die Grundlage für die meisten Abmagerungskuren.

Aber wer weniger Kalorien zu sich nimmt, hungert üblicherweise. Und wer dauernd hungert, hat dazu irgendwann keine Lust mehr – besonders wenn der Kühlschrank voll ist. Auch haben es die meisten Diätwilligen irgendwann satt, sich bei jedem Bissen zu überlegen, ob dieser gestattet ist. Wir wollen nicht hungern, wir wollen kein Fett sparen und keine Diät halten. Wir wollen ganz einfach bloß satt sein, und zwar nicht erst, wenn wir längst hoffnungslos überfressen sind, sondern schon dann, wenn es gerade genug ist. Es geht um unsere Appetit- und um unsere Sättigungsregulation und nicht darum, Tricks zu nennen, wie man die Kalorienzahl auf dem Teller klein hält, ohne es zu merken.

Wir müssen also an der Sättigung weiterpuzzeln. Dabei müssen wir jedoch klar unterscheiden zwischen dem Energie- oder Kaloriengehalt unseres Essens und der Sättigung, die dem Verzehr folgt. Zwischen beidem besteht ein Zusammenhang. Und genau dieser Zusammenhang ist heutzutage oft gestört: Es fehlt dem Nimmersatt die Sättigung.

Von gefühlten Kalorien und Nimmersatten

Warum die Menschen nicht mehr richtig satt werden – ein Blick auf die kurzfristige Regulation der Sättigung

Viele von uns werden nie richtig satt und essen mehr als sie verbrauchen. Warum ist das so? Warum werden manche immer runder, obwohl sich ihr Körper nach Kräften bemüht, die überschüssige Energie doch noch irgendwie zu verheizen und zu verdampfen? Warum futtern diese rotgesichtigen und erhitzten Tischgenossen immer weiter? Offenbar hat Sättigung wenig mit der tatsächlichen Zahl der Kalorien im Essen zu tun. Es geht mehr um das Gefühl, satt zu werden. Lassen wir uns doch einmal vom Wetterbericht und der gefühlten Morgentemperatur inspirieren, nennen wir es einfach „gefühlte Kalorien". Nicht die tatsächlichen, die gefühlten Kalorien entscheiden über „satt" oder „nicht satt".

Wer nichts im Bauch hat, ist hungrig, ganz gleich, ob er beleibt ist oder mager. Auch wenn wir zu Weihnachten schlemmen, könnte niemand von uns am 27. Dezember fasten, ohne abends wieder hungrig zu sein. Es gibt also eine kurzfristige Regulation der Sättigung, die unserem Gehirn ganz einfach mitteilt, ob der Bauch voll oder leer ist. Sie lässt den Magen knurren, wenn uns beim Gang durch die Stadt der Dönergeruch so appetitlich anweht, und sie wird selbst durch die Portionsgröße eines Tellergerichts beeinflusst, bei Dicken wie bei Dünnen. Selbst die Beschaffenheit der Nahrung greift in diese Kurzzeit-Regulation ein. So sättigt feste Nahrung besser als flüssige. Die gut 800 kcal in einem Liter der leckeren Altbierbowle sättigen deutlich weniger als ein Mittagessen mit gleichem Energiegehalt.

Wir werden jetzt an der kurzfristigen Regulation der Sättigung weiterpuzzeln und legen vorerst die Steinchen, die sich mit der langfristigen Regulation befassen, an den Rand. An beiden Arten von Puzzlesteinen klebt Glutamat – verwechseln Sie sie bitte nicht.

42. Glutamat-Rezeptoren vermitteln Sattheit

Berthoud et al. 2001

Ein voller Bauch macht satt, ziemlich gleichgültig, womit er gefüllt ist. Berthoud und Mitarbeiter blähten Ballons in den Mägen von Ratten auf, simulierten auf diese Weise Sättigung und untersuchten daraufhin die Neuronen im Nucleus tractus solitarius. Diese lang gestreckte Ansammlung von Nervenzellen liegt im Stammhirn, dort, wo das Rückenmark ins Hirn übergeht. Hier treffen die Informationen aus dem Magen-Darm-Trakt ein, natürlich auch die Information aus den ballongeblähten Mägen. Nervenfasern des Vagus, des Hauptnervs des parasympathischen Nervensystems, leiten diese Information über die Neuronen des Nucleus tractus solitarius ins Gehirn weiter. Dieses Neuronengeflecht ist also eine Art Umspannwerk. Wir sprachen schon über den Strom aus der Steckdose, über den synaptischen Spalt, die Lücke, den elektrisch-chemischen Übergang von einer Nervenzelle auf die andere. Früher ließ sich die Aktivität von Nervenzellen nur äußerlich aufzeichnen. Man piekte Elektroden in die untersuchten Nervenfasern und leitete elektrische Impulse ab. Heute kann man direkt in das „Innenleben“ einzelner Zellen hineinschauen und mit immunologischen Techniken feststellen, was Nervenzellen stoffwechselmäßig leisten – insbesondere wenn sie wiederholt elektrisch gereizt werden.

Nervenzellen sind keine Stromkabel. Ganze Kaskaden von biochemischen Prozessen werden durch elektrische Reizungen angeworfen und ziehen einen Staffellauf von Ereignissen nach sich, der bis in den Zellkern poltert und dazu führt, dass Erbinformationen abgerufen und aktiviert werden. Das ist der Startschuss für die Produktion von zelleigenen Proteinen, und jetzt wird eine mächtige chemische Industrie in Gang gesetzt. Und so wie sich in jedem Industriegebiet eine Menge neuer Straßen entwickeln, Neubauten entstehen, neue Produkte, aber auch Müll anfallen, so entstehen nach wiederholten elektrischen Reizungen auch in Nervenzellen neue chemische Produkte und allerlei Müll.

All das haben die Autoren dieses Puzzleteils in den Neuronen des Nucleus tractus solitarius nachgewiesen. Sie konnten damit nicht nur den Ort der elektrischen Umschaltungen zeigen, sondern fanden aufgrund der chemischen Produkte auch, dass vor allem NMDA-Rezeptoren in die Weitergabe der Information „Blähmagen“ verstrickt sind – Glutamat-Rezeptoren.

Also, wenn sich beim Essen Ihr Magen dehnt, kommt diese Information in Ihrem verlängerten Rückenmark an und Berge von Puzzlesteinen zeigen uns, wie es von dort zum Nucleus arcuatus weitergeht. Übrigens passiert genau dasselbe auch bei den Dicken unter uns – sonst wären die Chirurgen arbeitslos.

43. Magenbändeln ist sehr gefragt

Buchwald & Williams 2004; Weiner et al. 2003

2839 Chirurgen verkleinerten oder operierten auf andere Weise weltweit insgesamt 146 310 Mägen. Am häufigsten wurden die Mägen gebändelt, das geht inzwischen elegant während einer Bauchspiegelung. Danach reichen schon kleine Nahrungsmengen aus, um die zum kurzfristigen Sattsein nötige Magendehnung zu erzeugen. Der Vagus sagt „gedehnt“, der Nucleus tractus solitarius meldet an den Arcuatus „Magen voll“. Und der denkt nicht viel, spricht „satt“, und sorgt dafür, dass die Mahlzeit beendet wird.

Dass die Kalorienzahl in diesen Mägen nun nicht mehr reicht, interessiert weder den Vagus noch den Tractus noch den Arcuatus. Die sind so schlau wie die Tankanzeige im Auto. Wenn Ihr Automechaniker versehentlich den Benzintank verbeult, sodass nur noch die Hälfte Benzin hineinpasst, zeigt die Tankanzeige selbst dann „voll", wenn der Treibstoff nur noch für die halbe Strecke reicht. So geht es auch mit den operierten Mägen. Die gefühlten Kalorien reichen, der Treibstoff aber nicht, und so nehmen die gebändelten Dicken erfolgreich ab.

44. Fett und Eiweiß sättigen

Bray 2000

Selbstverständlich informiert der Vagusnerv die Sättigungszentren im Gehirn nicht nur über die Magendehnung. Sobald der Speisebrei durch den oberen Dünndarm gewalkt wird, fördern vor allem Fette, Eiweißbruchstücke (Peptide) und Aminosäuren die Freisetzung von Cholecystokinin. Man nennt es einfach CCK. Es bindet an CCK-Rezeptoren, das reizt den Vagus und führt über den bekannten Weg gleichfalls zu Sättigung.

Übrigens beeinflussen Fette auch direkt die Appetitregulation im Nucleus arcuatus: Freie Fettsäuren wie die Ölsäure können die Blut-Hirn-Schranke überwinden und mit Hilfe von Neuropeptiden die Nahrungsaufnahme senken (Lopez et al. 2007).

Natürlich tut auch das Stammhirn mehr, als nur die Magendehnung zu checken. Magendehnung, Vagusreizung und CCK sollen nur Beispiele sein aus dem gesamten bunten Spektakel von afferenten – ins Gehirn hineinleitenden – Signalen, die über die Nahrungsaufnahme informieren.

Im Gegensatz zum CCK ist das Hormon Ghrelin ein Gefräßigmacher und stammt aus der Magenschleimhaut. Es wird vermehrt bei Hunger freigesetzt, steigt vor einer Mahlzeit deutlich an, bindet an Neurone des Nucleus arcuatus und steigert den Appetit. Und es ist nicht das einzige Hormon, das in diesem Reigen mitspielt. Eigentlich müssten wir uns beim Thema Sättigungsregulation durch lange Listen quälen, die jedes Jahr noch länger werden. Immer neue Chemie und elektrische Signale werden in der Kontrolle von satt und hungrig gefunden.

Aber ich will Sie nicht langweilen, zumal wir immer noch bei der Kurzzeitregulation sind: Magen voll, Dehnung, satt. Fett oder Eiweiß erreicht den Dünndarm, CCK reizt den Vagus, Strom ins Gehirn, satt. Dazu kommen unter anderem Motivationen, Lerneffekte, kulturelle und familiäre Gepflogenheiten, tageszeitliche Rhythmen und andere unglaublich spannende Aspekte, die die kurzfristige Sättigungsregulation – ich will es mal salopp ausdrücken – so au-

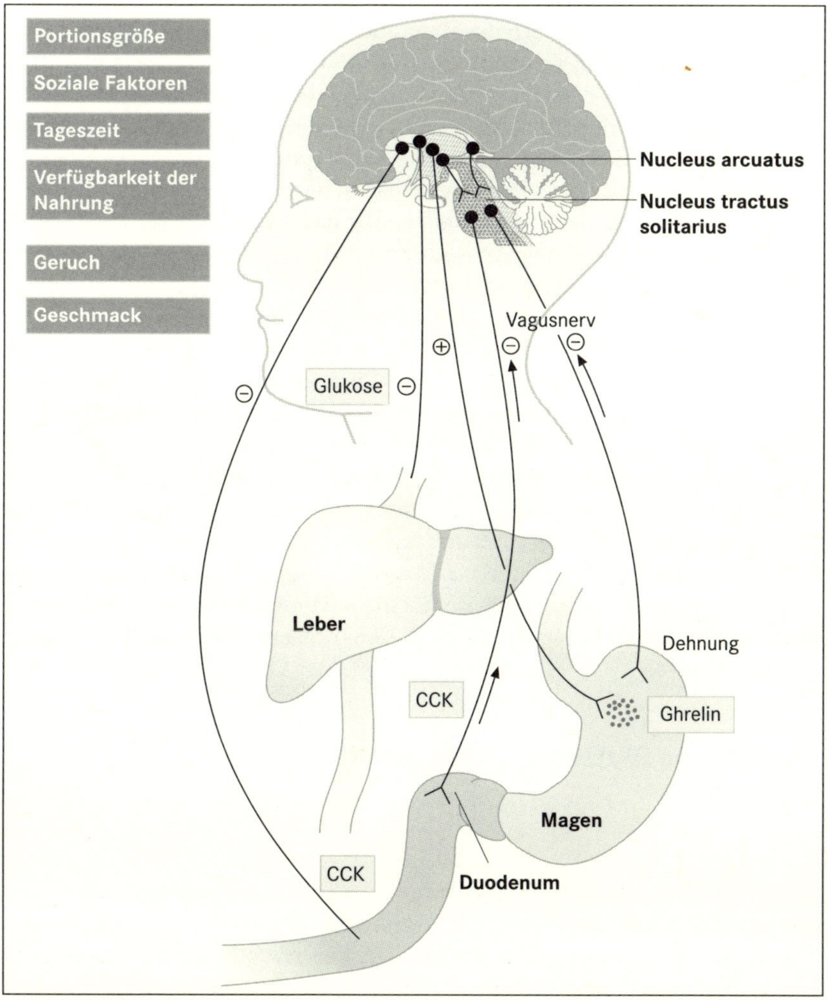

Abbildung 8: Skizze der Faktoren für die kurzfristige Sättigungsregulation. + macht hungrig, - sättigt. Weitere Erklärung im Text

ßerordentlich elastisch machen. So elastisch, dass wir schon bald nach dem Festessen am Heiligabend mühelos wieder Gänseklein und Nürnberger Lebkuchen verdrücken können.

Lassen Sie uns jetzt zurück in den Hypothalamus gehen, jene Hirnregion, die für die Sättigungsregulation so entscheidend ist. Wir gehen in den seitlichen, den lateralen Hypothalamus. Ich hatte schon erzählt, dass bereits vor 50 Jahren bei Versuchstieren Teile des Hypothalamus zerstört worden waren, sodass sie wahlweise gefräßig oder appetitlos wurden. Seitdem kennt man den lateralen Hypothalamus als das sogenannte „Fresszentrum". Wird diese Hirnregion elektrisch gereizt, überfressen sich die Tiere und werden auf lange Sicht fett.

Heute wissen wir mehr über diese Region. Für Rattengehirne gibt es richtige Landkarten, auf denen man jeden irgendwie besonderen Nervenzellhaufen genau verzeichnet findet. Und die Nervenzellen dieser Nervenzellhaufen reden miteinander. Hat die eine Zelle etwas Neues erfahren, plappert sie es gleich an die anderen weiter, das heißt in Nervenzellsprache, sie verteilt Neurotransmitter an ihre Nachbarn, ob die es hören wollen oder nicht. Und auch bei den Nervenzellen gibt es – wie bei richtigen Nachbarn am Gartenzaun – die unzufriedenen Streithammel, die dauernd meckern und irgendwen antreiben wollen, und es gibt die Besänftiger, die zu allem und jedem immer nur sagen: Ach, ist nicht so schlimm, lass das mal bleiben. Und wie im richtigen Leben wohnen die Streithammel und die Besänftiger oft in losen Gruppen zusammen. Aus der einen Gruppe kommt nur Dampf und Antrieb, aus der anderen Beschwichtigung.

Der wichtigste Neurotransmitter der Streithammel ist Glutamat. Wenn Nervenzellen also Glutamat hören – biochemisch gesprochen, wenn Glutamat-Rezeptoren, insbesondere die NMDA-Rezeptoren, aktiviert werden – sind die Zellen überzeugt, dass das Glutamat aus einer Streithammelgruppe kommt, und reagieren entsprechend. Sie merken schon: Nervenzellen sind gutgläubig, sie prüfen gar nicht, ob das, was sie hören, auch tatsächlich von dort kommt, woher es eigentlich kommen sollte. Diesen Umstand machen sich Wissenschaftler zunutze.

45. Je mehr Glutamat, desto gefräßiger

Stanley et al. 1993

Wir sind also im lateralen Hypothalamus angekommen und lesen zunächst die alten Arbeiten von Glenn Stanley und Mitarbeitern. Sie wussten bereits, dass eine Stimulation von Nervenzellen des lateralen Hypothalamus Fressneigung auslöst, waren sich aber noch nicht sicher, welche Neurotransmitter dies vermittelten. Um diese Frage zu klären, führten sie Tierversuche durch, bei denen Ratten dünne Stahlkanülen ins Gehirn gelegt wurden. Ob die angesteuerten Regionen exakt getroffen wurden, kontrollierten sie nach Abschluss der Versuche unterm Mikroskop. Die Kanülen können langfristig liegen bleiben, die Wunden verheilen, und erst dann beginnt man mit dem eigentlichen Versuch. Um die Rolle von Glutamat bei der Sättigungsregulation zu untersuchen, ließ man den Stoff über die Kanülen ins Hirngewebe einsickern – und fand eine dosisabhängige Fressantwort.

Mit dem Glutamat haben wir eine unvorstellbar brisante Substanz vor uns. Wir dürften das Zeug bestenfalls dann unbeschwert essen, wenn wir sicher sein könnten, dass es nicht in unserem Hypothalamus ankommt.

Herr Stanley und seine Leute aus Riverside probierten nicht nur mit Glutamat herum, sondern auch mit verschiedenen „Agonisten“, künstlichen Sub-

Glutamathematik

Die Ratten in Stanleys Versuch fraßen innerhalb einer Stunde nach der Injektion von 300 nmol Glutamat im Mittel 3,7 g und bei 900 nmol Glutamat 5,2 g. Die Einheit nmol sagt Ihnen nichts? Es bedeutet Nanomol und steht für ein Milliardstel Mol.

Mol ist eine Gewichtsangabe und drückt das Molekulargewicht einer Substanz in Gramm aus. Das Glutamatmolekül ist klein. 147 g entsprechen einem Mol Glutamat. 0,147 g sind ein Tausendstel davon, ein Millimol. Ein Tausendstel davon sind ein Mikromol, also 0,000 147 g. Und noch mal ein Tausendstel davon sind ein Nanomol, mithin 0,000 000 147 g oder 147 Nanogramm. Das kann man sich nicht mehr vorstellen.

Es ist dennoch spannend, ein bisschen weiter zu rechnen.

Wenn der Koch im China-Restaurant einen Teelöffel Glutamat in die Suppe rührt, sind das vielleicht 3 g, also etwa 20 Millimol. Mit dieser Menge – ins Gehirn appliziert – können Sie etwa 70 000 satte Ratten dazu bewegen, 259 kg Futter über ihren Appetit zu fressen. Alles klar?

stanzen, die wie das Glutamat an Glutamat-Rezeptoren binden und wirken. Auch Kainat und AMPA (alpha-Amino-3-hydroxy-5-Methylisoxazole-4-Propionic Acid) stimulieren das Fressverhalten, allerdings genügt hiervon bereits ein Tausendstel der ursprünglich verwendeten Glutamatmenge. Werden diese Minimengen in den lateralen Hypothalamus injiziert, fressen die Tiere bereits wenige Minuten später und verspeisen im Mittel 9 g Futter in der folgenden Stunde.

46. Blockadepolitik

Stanley et al. 1996

Um zu untersuchen, ob die Wirkung von Glutamat tatsächlich über den NMDA-Rezeptor vermittelt wird und ob es eine Rolle bei der Sättigungsregulation spielt, wurde die Wirkung des NMDA-Rezeptor-Blockers D-AP5 getestet. Die Forscher ließen NMDA, Kainat oder AMPA in den lateralen Hypothalamus hineinsickern. D-AP5 unterdrückte die durch NMDA verursachte Appetitsteigerung um 70 bis 90 %, nicht aber die durch Kainat und AMPA verursachte Steigerung der Nahrungsaufnahme. Da die Wirkung dieser beiden anderen glutamatähnlichen Substanzen nicht über den NMDA-Rezeptor, sondern über andere Rezeptoren vermittelt wird, kann sie auch nicht mit einem NMDA-Rezeptor-Blocker unterdrückt werden.

In einem weiteren Versuch untersuchte man hungrige Tiere und beobachtete, was nach Einbruch der Dunkelheit passiert. Da Ratten nachtaktiv sind, fressen sie überwiegend nachts. Der NMDA-Rezeptor-Blocker unterdrückte den natürlichen nächtlichen Appetit der Tiere um etwa 40 % und verhinderte großenteils das „Aufholfressen" nach der Hungerperiode. Langzeitbehandlungen mit dem Blocker führten bei den Ratten zu chronischer Appetitlosigkeit, Unterernährung und einem Gewichtsverlust von bis zu 13 g pro Tag.

Daraus schlossen die Autoren, dass Glutamat eine entscheidende Rolle für das natürliche Fressverhalten und die Regulation des Körpergewichts spielt und dass der NMDA-Rezeptor an dieser Regulation beteiligt ist.

47. Alles was nach Glutamat aussieht macht gefräßig

Duva et al. 2001

Die Arbeitsgruppe aus der Abteilung für Psychologie der Universität von Kalifornien in Riverside führte diese Untersuchungen fort und verwendete zunächst NMDA, den Glutamatverwandten, den die trotteligen NMDA-Rezeptoren mit dem richtigen Glutamat verwechseln und dem sie ihre Kalziumschleusen öffnen. Bei NMDA „hören" die Zellen also Glutamat und sind ganz aufgeregt, weil sie „denken", die Streithammel am Gartenzaun hätten sich gemeldet. Und was passiert? Die Ratten fangen an zu fressen, etwa 5–7 Minuten nach Beginn der NMDA-Infusion, und zwar typischerweise anfallsartig, wieder und wieder während des gesamten Zeitraums der Infusion. Sofern die Kanülen richtig liegen, treten keine anderen Verhaltensmuster auf. Man muss nämlich aufpassen: NMDA-Injektionen in andere Gehirnbereiche können Ratten hyperaktiv machen.

Was passiert, wenn andere Testsubstanzen durch die Kanülen eingebracht werden? Beispielsweise NMLA? NMLA ist fast dasselbe wie NMDA, aber nur fast. NMLA heißt N-Methyl-L-Aspartat und ist ebenfalls ein Kunstprodukt. Aber obgleich es fast genauso aussieht wie NMDA, bindet es nicht an den Glutamat-Rezeptor. Und deshalb lassen die Zellen des lateralen Hypothalamus nach einer NMLA-Gabe kein Kalzium einströmen und die Ratten fangen nicht an zu fressen.

L oder D – der konstruktive Unterschied

Haben Sie in der letzten Zeit einmal Küchenschränke gekauft und zusammengebaut? Ärgern Sie sich auch immer, wenn Sie Seitenverkehrtes zusammengeschraubt haben? Besonders bei den Türen passiert es immer wieder, wenigstens mir.
Wissen Sie, ob die Türen rechts oder links herum anschlagen? Ich habe das noch nie vor dem Zusammenbauen gewusst. Ich habe ein D-L-Problem, ein Rechts-Links-Problem. Bei mir passt nur in der Hälfte der Fälle das →

➔ zusammen, was ich zusammenschraube, das heißt, wenn es sowieso zufällig mal richtig war. Darum kaufe ich auch keine zusammenbaubaren Küchenschränke mehr. Vielleicht sind Sie beim Küchenschrankzusammenbau ja besser als ich.

Aber trösten Sie sich, wenn es Ihnen genauso geht, dann verstehen Sie wenigstens, was ich mit Rechts-Links-Problem meine: Auch Aminosäuren lassen sich rechts- und linksherum zusammenbauen. Die D-Form ist die sogenannte rechtsdrehende, die L-Form die linksdrehende.

Die Natur baut fast immer linksdrehende Aminosäuren – keine Sorge, das erkläre ich nicht weiter, wir kämen dann wirklich vom Hölzchen aufs Stöckchen – aber Chemiker können rechts- und linksdrehende Varianten herstellen. Solche Varianten sind fast nicht zu unterscheiden, zumindest chemisch nicht, so wie eine linke Tür und eine rechte Tür, oder ein linker Handschuh und ein rechter Handschuh. Aber wenn es um räumliche Strukturen geht, wenn es darum geht, dass ein rechter Handschuh auf die rechte und eben nicht auf die linke Hand passen soll, oder wenn sich die Küchenschranktürhalterung nicht in die Küchenschranktürhalterungsvorbohrung stecken lässt, weil die Küchenschranktürhalterungsvorbohrlöcher nicht dort gebohrt wurden, wo Sie es sich gedacht haben, sondern genau gegenüber, merken Sie schnell, dass Sie etwas falsch gemacht haben. Aus dem gleichen Grund passt NMLA nicht auf den NMDA-Rezeptor.

48. Steuerzentrale Hypothalamus

Duva et al. 2002

Mark Duva war noch genauer. Ich erwähnte schon, dass am Ende des Versuches mikroskopisch kontrolliert wurde, wo die Kanülen denn nun tatsächlich gelegen haben. Dieselbe Arbeitsgruppe publizierte ein Jahr später eine weitere Studie, in der sie zeigte, dass es im Hypothalamus große regionale Unterschiede gibt. Je nachdem ob die Zugänge im vorderen, hinteren, mittleren oder tuberalen Teil des lateralen Hypothalamus gesetzt waren, gab es im Verhalten der Tiere Unterschiede. Die größte Fressantwort zeigten Ratten, die im tuberalen Teil des lateralen Hypothalamus mit NMDA stimuliert worden waren. Nach einer 10-minütigen Infusion von NMDA in diesen Hypothalamusteil fraßen selbst satte Ratten im Schnitt noch einmal 8,6 g. Und wenn das Duva-Team vor der Gabe von NMDA den Kalziumkanal mit einem Rezeptor-Blocker verstopfte, fiel die Fresserei aus. Unser Heilversuch aus dem vierten Kapitel lässt grüßen.

Auch andere Teile des lateralen Hypothalamus blieben nicht teilnahmslos, wenn sie mit NMDA begossen wurden: Im vorderen und hinteren Teil führte dies zu gesteigertem Antrieb. Ich will die kleinen Puzzleteilchen, die nach Zappelphilipp-Syndrom aussehen (ADHS, Attention Deficit Hyperactivity Syndrome), gleich wieder beiseite legen, sie würden den Rahmen unseres Puzzles sprengen. Mütter und Väter, die ein hyperaktives Kind haben, wissen aber, worauf ich hinaus will.

Auf jeden Fall unterstreichen diese Untersuchungen die großen Funktionsunterschiede in den verschiedenen Regionen des Hypothalamus und die Bedeutung der NMDA-Rezeptoren, nicht nur für das Fressen, sondern auch für die Nahrungssuche, die Aufmerksamkeit und das Bewegungsverhalten.

49. Mit Farbe überführt

Duva et al. 2005

Lassen Sie uns noch ein wenig bei Duva und Co. bleiben. Die Forscher brachten auch Fluorogold in den lateralen Hypothalamus ein. Fluorogold ist ein Färbemittel für Nervenzellen. Aber Fluorogold ist nicht mit einem Wäschestift vergleichbar, der die Wäsche dort färbt, wo man ihn aufdrückt. Fluorogold wandert und färbt die Körper jener Nervenzellen an, deren lange Ausläufer dort enden, wo das Fluorogold hingetropft wird. Man wollte mit diesem Färbetrick sehen, wo genau das Glutamat herkommt, das im Hypothalamus zur Appetitsteigerung führt.

Wie sich zeigte, waren unterschiedliche Zellen aus weit entfernten Teilen des Hirns betroffen: aus dem Frontalhirn, dem Mandelkern, dem Nucleus accumbens, der präoptischen Region, der Substantia nigra, dem Nucleus tractus solitarius - pardon, ich will Sie nicht mit weiteren Namen verunsichern. Der Versuch zeigt aber noch einmal, wie komplex unser Puzzle ist, wie viele Zellen aus unterschiedlichsten Hirnregionen Nervenfasern in den lateralen Hypothalamus schicken und damit in die Regulation von Appetit und Sättigung eingreifen. Aber ist das, was für Ratten gilt, auch für Menschen gültig?

Niemand lässt sich freiwillig Stahlkanülen in sein Appetitzentrum legen, und so bliebe als kleine Hoffnung, dass all das Besprochene für uns keine Bedeutung hat. Vielleicht ist der menschliche Nucleus arcuatus unerhört resistent, vielleicht ist unsere Blut-Hirn-Schranke ganz dicht. Vielleicht streue ich unberechtigte Befürchtungen. Vielleicht. Leider wissen wir aus der vergleichenden Biologie, dass gerade die zentralen Steuerungsfunktionen des Gehirns während der Evolution außergewöhnlich gut konserviert wurden. Das heißt, dass wichtige Regelkreise nicht dauernd neu erfunden werden, sondern dass Bewährtes erhalten bleibt und sich bei den verschiedensten Tierarten wiederfindet. Zum Beispiel die Botenstoffe der Appetitregulation.

50. Evolutionäre Tradition

Larhammar 1996

Einen kleinen Überblick über die äußerst geringfügigen Veränderungen des gefräßig machenden Peptids NPY während der Evolution der Wirbeltiere finden wir bei Dan Larhammar. NPY gibt es bei allen Wirbeltieren. Und nach Hunderten von Millionen Jahren unterscheidet es sich bei diversen Spezies in nicht mehr als fünf Aminosäuren. Welch ein Beispiel fürs Konservative!

Auch die wichtigsten Nervenzellhaufen des Hypothalamus blieben weitgehend erhalten: Zwischen Haifisch und Katze, Rind und Mensch findet sich kaum ein Unterschied. Hier regeln wir unser Sexualverhalten genauso wie die Ratten und bei Angst passiert uns chemisch dasselbe wie dem Hasen. Wir sind diesbezüglich wohl sogar den Fischen ähnlicher als uns lieb ist. Gerade neulich surfte ich im Internet über die Seiten der Geschmacksverstärker und stolperte über eine Annonce im Anglershop: Kennen Sie Aromix? Ich kannte es nicht, aber die Angler scheinen zu wissen, wie gut eine Prise Glutamat die Fische beißen lässt. Fastfood für den Gartenteich.

Wenn wir uns verdeutlichen, wie viel enger unsere evolutionäre Verwandtschaft mit den Ratten ist, müssen wir die Studien von Duva, Stanley und den anderen wohl doch ernst nehmen: Es gibt keinen guten Grund anzunehmen, dass unser Fressverhalten biologisch anders als beim Nagetier geregelt ist.

51. Nachweis ohne Hirnkanüle

Mitani et al. 2006; Kugaya & Sanacora 2005

Es gibt inzwischen verschiedene Methoden, indirekte Messungen von Neurotransmittern zu machen, sodass man ohne das Verlegen von Stahlkanülen ins Hirn auskommt. Bei Psychiatern habe ich einige interessante Puzzleteile gefunden und will Sie daher noch einmal kurz zu den Depressiven und Hyperaktiven entführen. Hideaki Mitani und Mitarbeiter aus der Abteilung für Neuropsychiatrie in Tottori, Japan, fanden, dass die Blutspiegel von Glutamat und der Aminosäuren Alanin und Serin im Blut depressiver Patienten deutlich höher waren als bei nichtdepressiven Kontrollpersonen.

Auch Akira Kugaya und Gerard Sanacora von der Psychiatrie der Medizinischen Fakultät der Yale University in New Haven, USA, konnten in mehreren neueren Studien mit Hilfe der Magnetresonanz-Spektroskopie, einem modernen bildgebenden Verfahren, veränderte Glutamatkonzentrationen im Hirn depressiver Patienten nachweisen. Therapieversuche, bei denen die Glutamatspiegel der Patienten beeinflusst wurden, waren erfolgreich. Daher plädieren die Autoren für weitere Studien, um die Rolle von Glutamat bei der Entstehung und Behandlung dieser Krankheiten zu klären.

Leider gibt es keine Magnetresonanz-Spektroskopie-Untersuchungen bei Dicken. Aber es gibt die äußerst aufschlussreichen und wissenschaftlich steinalten Arbeiten von France Bellisle und ihren Mitarbeitern aus dem Labor für Neurobiologie der Nahrung der Pariser Pierre- und Marie-Curie-Universität.

52. Glutamat macht auch Menschen gefräßig

Bellisle et al. 1991; He et al. 2008

Der Zusatz von Mononatriumglutamat zum Essen führte dazu, dass die Versuchsteilnehmer begannen, das Essen herunterzuschlingen und immer mehr davon zu wollen. Langfristig wird von den Speisen am meisten gegessen, denen 0,6 % Mononatriumglutamat zugesetzt ist. Natürlich gab es 1991 noch keine genauen Vorstellungen darüber, wie und warum Glutamat zum Schlingen und Überfressen anregt, und so wurde allein der „verbesserte" Geschmack für die mangelnde Zurückhaltung beim Essen verantwortlich gemacht. Heute müssen wir annehmen, dass auch die neurogene Appetitsteuerung an den Ergebnissen beteiligt war.

Zwar wiesen die Autoren darauf hin, dass die gesamte Energieaufnahme der Teilnehmer nicht erhöht war, doch handelt es sich hier um eine Eintagesstudie. Sie sagt nichts über die langfristige Kalorien- und Gewichtsbilanz ihrer Probanden aus. Wie wird sich das Gewicht von Menschen wohl entwickeln, die von bestimmten Speisen immer hemmungsloser essen? Übrigens entsprechen die oben genannten 0,6% Glutamat etwa der Menge, die Wurst und Chips zugesetzt wird – ein Zufall?

Mononatriumglutamat führte auch bei älteren Menschen dazu, dass sie von bestimmten Speisen mehr essen. Die Autoren sahen das durchaus positiv: So könne man den alten Leuten doch wieder Lust aufs Essen machen.

Ob das wirklich so eine gute Idee ist? Senioren leiden häufiger als junge Menschen an Schlaganfällen und einer Reihe von neurologischen Erkrankungen. Dabei setzen die Neuronen im Gehirn große Mengen Glutamat frei, das andere Nervenzellen zerstören kann. Zudem ist bei solchen Erkrankungen und im Alter generell die Barrierefunktion der Blut-Hirn-Schranke häufiger gestört. Das heißt, dass besonders viel Glutamat ins Gehirn gelangen und dort auch Schaden anrichten kann.

Der Zusatz von Mononatriumglutamat allein macht übrigens auch geschmacklich nicht völlig glücklich. Es gibt weitere Tricks und Kniffe, um unseren Geschmacksknospen auf die Sprünge zu helfen.

53. Der Aminosäure-Cocktail

Halpern 2000

Bruce Halpern beschreibt sehr eindringlich, dass gerade das geschickte Kombinieren von Glutamat mit Kochsalz und vor allem mit anderen freien Aminosäuren in angemessenen Konzentrationen optimale Geschmacksnoten erzeugt. Man benötigt dann deutlich weniger von den jeweiligen Einzelsubstanzen und nicht einmal mehr die Ribonukleotide (Inosinate und Guanosinate). Das sind kleinmolekulare Bruchstücke aus dem Innenleben halb verdauter Zellen, die selbst keinen eigenen Geschmack haben, aber ebenfalls an den Umami-Rezeptor binden und als – diesmal echte – Geschmacksverstärker den Umami-Geschmack intensivieren.

Wollen Sie noch mehr hören? Ich habe genug. Ich will nur noch ein bisschen zusammenfassen und dann an einer anderen Stelle weiterpuzzeln. Aber am Ende kommen wir noch einmal auf den Glutamat-Aminosäuren-Cocktail zu sprechen, wenn wir uns den Ravioli in der Dose zuwenden.

Wir fassen zusammen: Glutamat ist nicht irgendein Geschmacksverstärker, den wir nach Belieben in die Suppe streuen dürfen. Glutamat spielt eine Doppelrolle: Auf der Zunge vermittelt es den Umami-Geschmack und im Gehirn dient es als Neurotransmitter, der nicht in unbegrenzter Menge konsumiert werden kann. Offenbar gibt es Obergrenzen, und wenn diese überschritten werden, steigt uns das Glutamat zu Kopf und treibt regulativen Unsinn. Und dann klappt es nicht mehr mit NPY und POMC, mit Hunger und Sättigung.

Von den Kohlenhydraten als Dick- und Dünnmachern

Warum der glykämische Index wichtig ist, wie Unterzuckerung gefräßig macht und was bei zu viel Insulin im Blut passiert

Wir reden von Glutamat und Gefräßigkeit, wir reden von Eiweiß. Wir wissen, dass langfristig weniger Fett auf dem Leib nicht mit weniger Fett auf dem Teller erzwungen werden kann. Aber wir haben bisher kein Wort über Limo, Kuchen, Nachtisch, Snacks und andere Süßspeisen verloren. Wir haben uns bisher um die Kohlenhydrate gedrückt. Dabei weiß doch jedes Kind, dass Süßes dick macht. Oder?

Wir essen Kohlenhydrate in Form von Rübenzucker, Traubenzucker, Fruchtzucker, in Form von Mehl, Brot, Kuchen, Kartoffel- und Maisstärke, die Liste ist sehr lang. Kohlenhydrate, auch Saccharide genannt, sind mengenmäßig die häufigsten von Lebewesen synthetisierten Verbindungen. Ihre kleinsten Bausteine sind Zucker, also kleine Ringstrukturen, die sich fast beliebig zu Ketten aneinanderreihen lassen.

Die kürzesten Ketten bestehen aus zwei Zuckern, etwa die Saccharose auf dem Küchentisch. Saccharose, sie wird auch Kristall-, Rüben- oder Rohrzucker genannt, besteht aus einem Ring Glukose, das ist Traubenzucker, und einem Ring Fruktose, das ist Fruchtzucker. Im Bier schwimmt Malzzucker oder Maltose, das sind zwei Glukoseringe. Und die Hausfrau nimmt zum Andicken am liebsten die langen, geringelten und manchmal auch verzweigten Glukosekettchen aus der Mondamin-Packung. Vor allem im Dünndarm werden Mehrfachzucker und Stärke in Einfachzucker aufgespalten. Von dort geht es ins Blut und in die Zellen, wo der Zucker zur Energiegewinnung „verheizt“ wird.

Kohlenhydrate stellen den Körperzellen rasch Energie zur Verfügung. Sie sind sozusagen das Superbenzin für den Organismus.

Aber nicht aller Zucker wird sofort zur Energiegewinnung verheizt. Einen Teil wandelt die Leber in eine Speicherform um, in Glykogen, ein besonders verzweigtes Gewirr von Glukoseketten. Allerdings sind wir keine Zuckerrüben, unsere Speicherkapazität für Kohlenhydrate ist mit 300 bis 500 g gering, dann ist Schluss. Wer viel Kohlenhydrate gegessen hat, muss den Überschuss in Wärme oder in Fett verwandeln. Und weil wir beim Essen nicht beliebig schwitzen können, gelangt der größte Teil des Überschusses in die Fettproduktion. Und wie wir allgegenwärtig bemerken können, sind Fettdepots recht aufnahmefähig.

Weil die Kohlenhydratspeicher begrenzt sind, werden Kohlenhydrate vorrangig verbrannt. Es sei denn, Sie haben Alkohol getrunken: Der hat immer Vorfahrt, weil wir ihn gar nicht speichern können – schade eigentlich, wer wollte nicht gelegentlich auf sein kleines Rotweindepot zurückgreifen …

Etwas mehr Ernst, Herr Professor!

Zurück zur Glukose. Für deren Verarbeitung ist Insulin notwendig, das Hormon aus den Inselzellen der Bauchspeicheldrüse: Glukose stimuliert die Insulinsekretion und das Insulin aktiviert Transportsysteme auf den Zellmembranen, mit deren Hilfe die Glukose aus dem Blut ins Zellinnere gelangt. Das Wechselspiel der beiden erinnert ein bisschen an das Stoß-mich-ich-zieh-dich vom guten alten Doktor Doolittle. Kurz und gut, die „Verarbeitung“ der Kohlenhydrate ist ohne Insulin nicht vorstellbar.

Wie Insulin in die Freiheit gelangt

Das ist der Trick: Immer wenn Glukose an den Inseln vorüberschwimmt, wird sie an Land gezogen und verbrannt. ATP entsteht, und über verschiedene Zwischenschritte nimmt die elektrische Spannung an der Zellwand ab. Das führt zu einem Einstrom von Kalzium-Ionen in die Inselzellen, und dies wiederum ist das Signal, Insulin freizusetzen.

Merken Sie, wie sehr sich Inselzellen und Nervenzellen ähneln? Auch bei erregten Nervenzellen spielt die Spannung an der Zellwand eine Rolle. Und weil Nervenzellen über elektrische Spannung an der Zellwand mit ihren Nachbarn kommunizieren, ist es nicht verwunderlich, dass auch bei der Freilassung von Insulin Nervenimpulse mitwirken können. Schon ein süßer Geschmack auf der Zunge kann so die Insulinausschüttung in Gang setzen, lange bevor Nahrungsglukose an einer Inselzelle vorbeigeschwommen ist. Man nennt das „cephalic phase response“ oder weniger schön auf Deutsch „Kopf-Phasen-Reflex“. Wie alle guten Appetizer lässt das erste bisschen Insulin den Blutzucker ein wenig sinken und uns für die folgende Mahlzeit das Wasser im Mund zusammenlaufen.

54. Über die knifflige Frage, ob Kohlenhydrate nun dick oder dünn machen

Saris 2003

Unlängst schrieb Wim Saris aus den Niederlanden eine umfassende Übersicht über die Bedeutung von Zucker im Energiestoffwechsel und für die Gewichtskontrolle. Er konnte zeigen, dass auf Bevölkerungsebene, also im Durchschnitt (nicht bezogen auf Einzelpersonen), Kohlenhydrate für die Gewichtsentwicklung keine Rolle spielen. Ganz im Gegenteil, die Gesamtkohlenhydratmenge in der alltäglichen Kost der Bevölkerung und deren mittlerer Body-Mass-Index stehen in keinem oder sogar in umgekehrtem Verhältnis zueinander. Wir sahen das bereits an den Kindern und Jugendlichen der Dortmunder DONALD-Studie. Mit anderen Worten: Menschen, die kohlenhydratreich essen, haben statistisch gesehen eher weniger Gewichtsprobleme.

Das heißt aber noch lange nicht, dass Kohlenhydrate nicht doch zur Entstehung von Übergewicht beitragen können. Ganz im Gegenteil. Es kommt auf die Menge und auch auf die Qualität der Kohlenhydrate an: Sie kennen ja die Wirkung von Kuchen und süßen Getränken – sie werden zu Glukose umgewandelt, und das führt zur Freisetzung von Insulin. Aber die Kohlenhydrate aus der Nahrung locken nicht alle gleich viel Insulin an. Für Diabetiker ist das eine Binsenweisheit. Weil wir aber nicht alle zuckerkrank sind, will ich ein Wort darüber verlieren.

55. Der glykämische Index oder: Wie Zucker gefräßig macht

Foster-Powell et al. 2002

Seit etwa 20 Jahren spricht man vom „glycemic index", dem glykämischen Index (GI) der Kohlenhydrate. Nahrungsmittel mit einem hohen glykämischen Index führen bei gleicher Kohlenhydratmenge zu einem schnelleren Blutzuckeranstieg und zu einer insgesamt größeren Blutzuckermenge in den ersten zwei Stunden nach der Mahlzeit als Nahrungsmittel mit niedrigem glykämischem Index. Da es sich um einen Index, also eine Verhältniszahl handelt, wird dieser Wert immer im Vergleich zu reiner Glukose angegeben, die den Wert 100 bekam. Ein Löffel Traubenzucker geht schnell ins Blut, ein Löffel Vollkorn dauert, denn im Korn liegt der Zucker in langen Ketten und gut von Ballaststoffen umgeben vor. Es dauert, bis er entpackt und zerhackt ist. Ganze Körner von Roggen oder Weizen haben einen glykämischen Index von etwa 35 bis 40.

Kaye Foster-Powell aus Sydney hat sich jedenfalls die Mühe gemacht, viele Seiten lang die glykämischen Indizes der in Australien gebräuchlichen Nahrungsmittel zusammenzustellen. Beim Lesen der umfangreichen Tabelle wird einmal mehr deutlich, dass die Namen der meisten Fertignahrungsmittel nur noch wenig mit dem Inhalt zu tun haben. So hatte ich in „Fruchtriegeln" immer etwas Pflanzlich-Fruchtiges erwartet, etwas, das rasch verfügbare Kohlenhydrate, aber auch Pflanzenfasern enthält, die den Ansturm des Zuckers ins Blut abbremsen und den glykämischen Index niedrig halten. Die „apricot filled fruit bars" der neuseeländischen Firma Mother Earth haben tatsächlich nur einen glykämischen Index von 50. Aber die Fruchtriegel von Uncle Toby's – Roll-

Ups, fruit leather-type snacks – mit einem GI von 99 sehen mehr nach reiner Glukose aus, die gleich aus der Tüte ins Blut kracht.

Lebensmittel mit hohem glykämischem Index verursachen innerhalb von Minuten ein schwallartiges Anfluten von Insulin. Das senkt den Blutzucker ebenfalls innerhalb von Minuten. Und wenn die Glukose so schnell verschwindet wie sie gekommen ist, das Insulin aber noch kreist und den Blutzucker weiter senkt, stehen Sie vibrierend vor dem Kühlschrank und wollen wieder essen, und zwar möglichst etwas Süßes.

Unterzuckerung ist einer der stärksten Gefräßigmacher, den wir kennen. Ich sage absichtlich Gefräßigmacher, denn Ihr Körper braucht eigentlich keine Energie. Er hat nur ein kurzfristiges Regulationsproblem. Unterzuckerung ist gefährlich. Hirnzellen sind vom Blutzucker abhängig und schlagen bei rasch fallendem Zuckerspiegel Alarm. Die Praxis kennt jeder: Süßes naschen, nach einer Stunde wieder hungrig sein, wieder naschen und so weiter. Auch damit kann man seine Sättigungsregulation unterlaufen und Gewicht zulegen.

56. Süße Verführer

Melanson et al. 1999

Kathleen Melanson untersuchte mit ihrem Team die Wirkung von Fett und Kohlenhydraten auf den Appetit und den Verlauf des Blutzuckerspiegels von zehn gesunden Herren im Alter von 19 bis 31 Jahren. Und das ging so: Wenn die Versuchspersonen um eine Mahlzeit baten, erhielten sie nur einen Drink mit knapp 250 kcal, entweder kohlenhydrat- oder fetthaltig. Gleichzeitig wurden sie gebeten, das Hungergefühl auf einer Skala einzuordnen. Erst bei der zweiten Bitte um eine Mahlzeit durften die Personen essen, dann allerdings ad libitum, also so viel sie wollten. Der Versuch dauerte jeweils etwa 7 Stunden und wurde von regelmäßigen Blutzuckerkontrollen begleitet.

Frau Melanson wies nicht nur die beeindruckende Blutzuckerspitze nach, die nach dem kohlenhydratreichen Getränk erscheint, sondern auch, dass das Zeitintervall bis zur nächsten Mahlzeit nur etwa halb so lang war wie nach dem fetthaltigen Getränk. Das Hungergefühl konnte also durch das Kohlenhydratgetränk nicht annähernd so gut wie durch das fetthaltige Getränk beseitigt werden.

Übrigens wurde auch der künstliche Süßstoff Aspartam, der unter anderem in vielen Lightprodukten steckt, untersucht. Es zeigte sich, dass schon der süße Geschmack allein – ohne große Schwankungen des Blutzuckerspiegels – dafür sorgt, dass schneller wieder Hunger aufkommt.

So viel zum Thema Lightprodukte gegen Fettpolster: Wenn sie hungrig machen, wie soll man dann damit abspecken?

Bei Tieren ist das übrigens nicht anders. Der bereits erwähnte Wim Saris kann zahlreiche Tierexperimente vorweisen, in denen Futter mit hohem glykämischem Index die Entstehung von Übergewicht förderte.

57. Hoher GI macht fett

Pawlak et al. 2004

Das Team um Dorota Pawlak verabreichte Versuchstieren Futter, das sich nur im glykämischen Index unterschied und ansonsten identisch zusammengesetzt war. Die Tiere wurden so gefüttert, dass sie nicht zunehmen konnten. Und dennoch schnitt das Futter mit dem hohen glykämischen Index deutlich schlechter ab: Es führte bei gleichem Körpergewicht zu einer doppelt so großen Fetteinlagerung wie Futter mit niedrigem glykämischem Index.

Lassen Sie mich das kurz noch einmal zusammenfassen: Rein statistisch gesehen, im Bevölkerungsdurchschnitt, machen Kohlenhydrate nicht dick. Aber wenn Sie persönlich sich mit Naschereien und Süßgetränken von einer Insulinschwemme zur nächsten hangeln, dürfen Sie sich nicht wundern, wenn Sie dick werden.

Wie so oft im Leben hat alles seine zwei Seiten, auch das Insulin. Während zu viel davon den Blutzucker abstürzen lässt, wären Nahrungsverwertung und Energiegewinnung im Körper ohne Insulin gar nicht möglich: Es bindet an Rezeptoren und öffnet die Zellen dadurch für Zucker, übrigens auch für Fettsäuren und Aminosäuren, die nach einer Mahlzeit im Blut anfluten. Im Überschuss verzehrte Energieträger werden unter seinem Einfluss in Fett umgewandelt und eingelagert. Und damit die Leber bei hohem Blutzuckerspiegel nicht auf den Gedanken kommt, noch mehr Glukose zu produzieren – das macht sie sonst routinemäßig – hemmt Insulin auch die Neubildung von Glukose in der Leber. All das ist völlig normal, es geschieht nach jeder Mahlzeit in Darm, Leber und Muskulatur. Doch damit nicht genug: Insulin gelangt auch hinauf ins Gehirn.

58. Insulin macht satt im Kopf

Stockhorst et al. 2004

Im Gehirn greift das Hormon der Bauchspeicheldrüse direkt in die Sättigungsregulation ein, es fungiert hier oben als Sattmacher. Das Insulin gelangt mit Hilfe von Transportsystemen durch die Blut-Hirn-Schranke, und unser Hirn ist reichlich mit Insulin-Rezeptoren ausgestattet. Besonders viele Rezeptoren befinden sich übrigens – wen wundert das noch – im Nucleus arcuatus, und zwar auf denselben Zellen, die auch Leptin-Rezeptoren tragen. Spritzt man Affen Insulin oder insulinähnliche Substanzen direkt in diese Regionen, fressen sie weniger und verlieren Gewicht.

59. Insulin und Leptin wirken zusammen

Plum et al. 2006

Dass Insulin im Hirn für Sättigung sorgt, ist naheliegend. Wenn wir gut gegessen haben und die Blutzucker- und Fettsäurespiegel hoch sind, muss das Gelage ja nicht immer weitergehen. Da kann es nicht schaden, wenn neben den Impulsen aus Magen und Darm über Dehnung und CCK und die vielen anderen sättigenden Impulse auch noch über Insulin der Aufruf kommt: Schluss mit Essen! Damit wirken Insulin und Leptin parallel. Leptin erzählt dem Gehirn vom Füllungszustand der Fettdepots und Insulin berichtet über den momentanen Stand der Zuckerwerte. Damit informieren beide die Steuerzentrale im Gehirn über den Energiestatus des Körpers.

Leptin verwendet einen speziellen Leptin-Rezeptor, Insulin den Insulin-Rezeptor und beide Hormone bedienen sich der bekannten Neuropeptide wie des gefräßigmachenden NPY und des sättigenden POMC. Sie benutzen über weite Strecken dieselben biochemischen Wege. Und weil die Neurone des Nucleus arcuatus beide Rezeptortypen, für Leptin und für Insulin, tragen, ist es klar, dass sich die Wirkungen dieser beiden Hormone bereits in ein und derselben Zelle beeinflussen.

60. Glutamat lockt Insulin

Chevassus et al. 2002

Weil wir vom Glutamat berichten wollen, aber immer noch beim Insulin sind, sollten wir die Untersuchung von Hugues Chevassus und seinen Mitarbeitern aus Montpellier nicht vergessen. Sie untersuchten die Wirkung von Glutamat auf den Insulinspiegel und auf die Glukosetoleranz, also die Verwertbarkeit des Zuckers aus dem Blut. Bekannt war, dass Mononatriumglutamat bei Tieren und bei Menschen im Nüchternzustand zu einem Anstieg der Insulinmenge im Blut führt. Die Franzosen verabreichten ihren Testpersonen nun entweder 10 g Glutamat oder ein Placebo, die zusammen mit 75 g in Wasser gelöstem Traubenzucker verzehrt werden sollten. Placebo und Mononatriumglutamat wurden in Form von Pillen verabreicht, damit der Effekt unabhängig vom Geschmack bewertet werden konnte. Übrigens berichteten 2 der 18 Teilnehmer über Nebenwirkungen durch Glutamat wie Schwindel, Schwäche, Übelkeit und Kopfschmerzen.

Schon eine Viertelstunde nach der Einnahme verdoppelte sich die mittlere Glutamatmenge im Blut der Probanden. Die individuellen Unterschiede waren jedoch groß; bei manchen stiegen die Glutamatwerte auf das Siebenfache. Insbesondere bei diesen „glutamatempfindlichen" Personen stiegen die Insulinwerte proportional mit dem Glutamat im Blut – allerdings ohne den Blutzuckerspiegel zu beeinflussen. Die Autoren der Studie schlossen daraus, dass Glutamat erstens die Insulinausschüttung durch Kohlenhydrate verstärkt, dass es zweitens aber die Wirksamkeit des Insulins verschlechtert. Langfristig kann dies dazu beitragen, dass Insulin wirkungslos wird.

61. Funkstille bei Insulinresistenz

Tschritter et al. 2006

Die Wirkung des Insulins an seinem Rezeptor ist bei Fett-, Muskel- und Leberzellen von Übergewichtigen und auch von älteren Leuten oft gestört. So bleiben selbst hohe Insulinspiegel im Blut ohne ausreichende Wirkung auf die Zellen. Man nennt diesen Zustand Insulinresistenz. Er beeinträchtigt nicht nur die Insulinwirkung selbst, sondern stört auch das Miteinander von Insulin und Leptin: Während Insulin normalerweise die Sekretion von Leptin aus dem Fettgewebe stimuliert, gelingt dies im Zustand der Insulinresistenz nicht mehr. Deswegen werden auch die leptinvermittelten Sättigungssignale bei Insulinresistenz geringer.

Gibt es auch im Gehirn eine Insulinresistenz? Und wenn ja, steht sie in Zusammenhang mit Übergewicht und Fresssucht? Aus Tierversuchen liegen mehrere Hinweise darauf vor. So reagieren bei adipösen Ratten besondere hypothalamische Ionenkanäle nicht mehr auf Insulin und Leptin. Und wie sieht es beim Menschen aus? Otto Tschritter und seine Mitarbeiter an der Universität Tübingen arbeiteten mit der Magneto-Enzephalographie, einem unglaublich komplizierten neuen Verfahren, mit dem sich Ionenströme abbilden lassen, die während der Informationsübertragung an den Synapsen im Gehirn auftreten. Erstmals gelang es ihnen zu zeigen, dass das Gehirn von schlanken Menschen deutlich empfindlicher auf Insulin reagiert als das von Adipösen. Interessant war außerdem, dass Insulin – wie übrigens auch bei den Ratten – die Wahrnehmung und die Erinnerungsleistung verbessert. Aber dieses Puzzleteil müssen wir wieder weglegen, denn es gehört zu einem anderen Bild. Wir bleiben bei unserem Puzzle und gehen jetzt einmal Zeitung lesen. Die Presse weist heute häufiger denn je darauf hin, dass Sport und Bewegung für eine gute Figur das Beste seien. Kommen Sie also mit auf den Trimm-dich-Pfad.

Wie viel Energie beim Sport auf der Strecke bleibt

Wie unser Körper Energie gewinnt, wie sehr man sich beim Kalorienverbrauch durch Sport täuschen kann und warum Bewegung trotzdem nützlich ist

Kaum ein Tag vergeht, an dem wir nicht aufgefordert werden, der grassierenden Adipositas mit mehr Bewegung beizukommen. Vom regionalen Käseblatt bis in die Fernsehredaktionen hält sich hartnäckig der Glaube, man müsse nur mehr Kalorien verschwenden, um erfolgreich abzunehmen. Können Millionen von Joggern und Nordic Walkern irren? Und irren die Betreiber der Muckibuden, die stets dazu animieren, dort nicht nur das Taschengeld, sondern auch die überschüssigen Pfunde zu lassen?

Wir kommen jetzt wieder zu einem Kapitel, das aus zwei Teilen besteht: Im ersten Teil will ich Ihnen vorrechnen, warum Sport zum Abnehmen ziemlich sinnlos ist, und dann kommt die Begründung dafür, warum gerade die Dicken Sport treiben sollten.

Wühlen Sie doch einmal in der Kiste mit Ihren alten Schulbüchern. Nehmen Sie Physik für die Mittelstufe. Kennen Sie noch Nm und Ws? Das sind nicht die Geräusche am Mittagstisch, wo der eine sich lobend über die Suppe äußert und der andere versucht, die Fliege vom Tellerrand zu verscheuchen. Nein, das steht für Newtonmeter und Wattsekunde. Wenn Sie ein halbes Butterpäckchen mit etwa 100 g vom Boden aufheben und in den Kühlschrank legen – 1 m hoch – dann haben Sie rund 1 Newtonmeter geleistet. Die 60-Watt-Küchenlampe, die 10 Sekunden lang dazu brannte, verbrauchte dabei 10 x 60 = 600 Wattsekunden Strom.

Können Sie Nm und Ws ineinander umrechnen? Trösten Sie sich, mancher Professor der Medizin kann es auch nicht. Es ist aber ganz einfach: 1 Nm = 1 Ws. Und wenn Sie nun auch noch etwas über Joule hören wollen, müssen Sie nur wissen: 1 Nm = 1 Ws = 1 Joule. Fertig. Jetzt können Sie Ihr Physikbuch wieder weglegen.

Denken Sie sich jetzt einen beleibten Herrn, der Sie in Ihrem Wohnzimmer im Hochparterre besuchen will. Der Herr wiegt 100 kg, die Treppe ins Hochparterre hat 6 Stufen. Wenn der Herr zu Ihnen kommt, muss er seine 100 kg etwa 1 m anheben. Dabei verrichtet er Arbeit und schwitzt. 100 kg über 1 m anzuheben entspricht 1000 Nm. Eigentlich ist das nur wenig mehr als die Glühbirne verbrauchte, als Sie die Butter in den Kühlschrank zurücklegten. Warum also schwitzt der Herr? Unsere Muskeln können Energie nicht zu 100 % in Arbeit umsetzen. Mindestens 80 % der Energie gehen in Form von Wärme verloren und nur maximal 20 %, beim Untrainierten eher weniger, können in

Muskelarbeit umgesetzt werden. Ihr Besuch muss also mindestens 5000 Nm umsetzen, damit er das Treppchen besteigen kann: 1000 für den Weg und für die restlichen 4000 Nm schwitzt er.

Ist er beim Treppensteigen schlanker geworden? Er hat auf jeden Fall Wasser verloren, aber Sie wollen natürlich wissen, wie viel Fett er verheizt hat. Er hat Energie von 5000 Nm = 5000 Ws = 5000 Joule verheizt. So einfach ist das. 5000 Joule entsprechen etwas mehr als 1 kcal. Sollte der Herr nicht 100, sondern nur 80 kg wiegen, dann hätte er beim Besuch etwa 1 kcal verbraucht.

1 kg Gewichtsabnahme entspricht etwa 6000 kcal, denn Ihr Fettgewebe enthält neben Fett auch Wasser, Bindegewebe und Muskeln. Bei einem Körpergewicht von etwa 80 kg müssten Sie dafür entweder 6000-mal das Treppchen hochsteigen oder könnten, sofern Sie in Ulm wohnen, 40-mal auf die 143 m hohe Aussichtsplattform des Turmes Ihres Münsters klettern. Glauben Sie nun immer noch, dass sich sportliche Aktivitäten gut zum Abnehmen eignen?

Für den zweiten Teil des Kapitels – warum Sport gerade für Übergewichtige keineswegs sinnlos ist – möchte ich Sie wieder ein Stückchen in die Molekularbiologie entführen. Wir treffen sofort wieder auf das Insulin, das wir uns im Folgenden als einen dicken, fröhlichen und ungeheuer sorglosen Entertainer vorstellen. Sie können sich übrigens den *Entertainer* kostenlos aus dem Internet herunterladen und beim Lesen Musik hören[1].

Um ehrlich zu sein: Eigentlich wollte ich Ihnen nicht noch mehr vom Insulin erzählen, denn es greift in derart viele Stoffwechselwege ein, dass es den Rahmen dieses Buches locker sprengen würde. Aber weil ich bei Vorträgen zur Sättigung immer wieder auch nach Insulin, Insulinresistenz und Diabetes befragt werde, will ich trotz meiner anfänglichen Vorbehalte doch einige Details in unser Bild einfügen. Was jetzt folgt, ist also ein eher touristischer Kurztrip über Halden von Puzzlesteinen, die uns erklären, warum Bewegung doch gesund ist, besonders für die Dicken.

Sie haben schon gelesen, wie Insulin, der fröhliche Entertainer, aus der Bauchspeicheldrüse in die Freiheit und in den Blutkreislauf gelangt (Seite 73). Er ist wirklich sehr sorglos, schließt die Zellen auf und lädt alles, was sich an Futter im Blut befindet, zum großen Basteln und Fressen in die Zellen ein. Es kann passieren, dass er so viel Zucker aus dem Blut in die Zellen treibt, dass der sinkende Blutzuckerspiegel den Wirt – das sind in diesem Falle Sie selbst – gefräßig macht. Wir sprachen schon davon, wie ein schwallartiges Anfluten von Insulin den Blutzuckerspiegel senkt und Sie innerhalb von Minuten vibrierend vor den Kühlschrank treibt. Aber nun wollen wir uns Muskelzellen ansehen, denn es geht ja um körperliche Aktivität.

Auch Muskelzellen tragen auf ihrer Oberfläche Rezeptoren für Insulin. Ein solcher Rezeptor besteht aus vier Aminosäureketten, die miteinander verknüpft

1 http://www.classic-arietta.de/werke/scott_joplin_entertainer.html

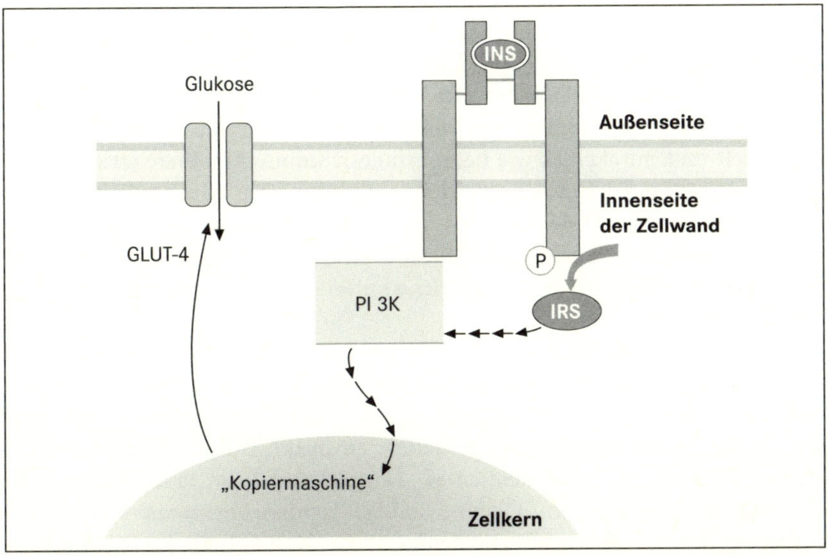

Abbildung 9: So sieht der Insulinsignalweg aus. Wenn sich das Insulin (INS) am Rezeptor einklinkt, läuft im Zellinneren eine Kaskade von Reaktionen ab. Beschreibung im Text

sind. Zwei Ketten sitzen außen an der Zellwand, zwei sind durch die Zellwand hindurchgespießt. An die äußeren Ketten klinkt sich nun das Insulin ein, und wenn es gut sitzt, krümmen sich die vier Ketten, zuerst die beiden äußeren, dann die beiden inneren. Und nun geht es auf der Zellinnenseite zu wie beim Domino: Fällt der erste Stein, fällt die ganze Reihe.

Der durch die Zellwand gespießte und gekrümmte Insulin-Rezeptor schnappt sich nun auf der Zellwandinnenseite eine Phosphatgruppe. Für ein Protein sind Phosphatgruppen ungefähr das, was für einen Polizisten der Dienstausweis ist. Ohne Dienstausweis ist der Polizist nur ein Mensch wie alle anderen auch, er darf niemanden verhaften, und man würde ihn auf der Kreuzung glatt überfahren, wenn er versuchen wollte, den Verkehr zu regeln. Mit Dienstausweis ist das aber anders. Jetzt ist er scharf, nimmt eine stramme Haltung ein und kann seinen Dienstpflichten nachkommen. So ist das auch mit den Phosphatgruppen. Ohne Phosphatgruppe ist ein Rezeptorprotein nur ein Protein wie jedes andere auch, harmlos und inaktiv. Mit Phosphatgruppe wird es scharf, ändert seine Form, nimmt sozusagen eine stramme Haltung ein und wird biochemisch aktiv gemacht.

Scharfe Insulin-Rezeptoren locken IRS an. IRS steht für Insulin-Rezeptor-Substrat. Man kennt inzwischen vier dieser Moleküle und nummeriert sie durch. Diese IRS sind extrem wichtig, gerade für das Verständnis von Adipositas, aber sie sind etwas etepetete. Wenn es in der Zelle unordentlich ist und sich viele freie Fettsäuren darin herumtreiben, stellen die IRS ihre Tätigkeit einfach ein, wie sehr sich der Rezeptor unterm Insulin auch krümmen mag.

Nur wenn die IRS mitmachen, wird die Insulininformation in die Muskelzelle hineingetragen.

Hinter den IRS stehen dicht gedrängt weitere Kürzel (wie PI3K, RAS und MAP-Kinasen), die ich aber gar nicht alle erläutern will. Jedenfalls kakelt, spektakelt und mirakelt es wie beim echten Domino. Am Ende wird die Kopiermaschine im Zellkern angeworfen, es werden neue Glukose-Transporter, und zwar vom Typ 4 (GLUT-4), produziert und zu den Muskelzellwänden geschleift, wo sie dann die Glukose hereinholen, aber auch Aminosäuren und Fette. Mit anderen Worten, der fröhliche Entertainer besorgt das Futter für die Fressorgien in der Zelle.

Bei diesen Fressorgien wird Energie gewonnen. Das geschieht in den Mitochondrien, den großen Kraftwerken der Zellen. In diesen Mitochondrien verheizt die Zelle ihr Futter, das kann das Fett von Ihrem Butterbrot sein oder der Zucker, den Sie gerade im Tee hatten. Doch die Treibstoffe werden nicht einfach abgefackelt – oder kennen Sie Leute, denen beim Essen Rauchwölkchen aus den Ohren steigen? Glukose und Fett werden schrittweise zerlegt. Und bei jedem dieser Schritte fällt ein kleines transportables Einheits-Energiepäckchen an.

Der Körper verwendet als Energiepäckchen das Adenosintriphosphat, kurz ATP. Sobald beispielsweise ein Mol Glukose vollständig zu Wasser und Kohlendioxid „verheizt" ist, sind ATP-Energiepäckchen im Wert von insgesamt 2881 kJ oder 686 kcal entstanden. Pro Gramm Glukose sind das rund 16 kJ oder 4 kcal.

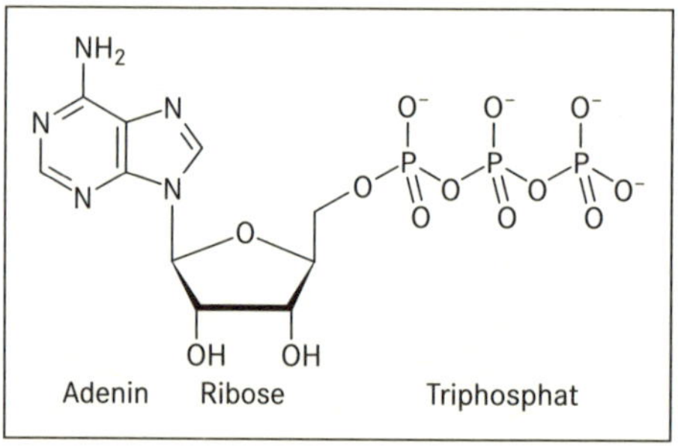

Abbildung 10: ATP, die Einheitswährung für Energie

Zurück zu den Muskelzellen. Sie ermöglichen die Bewegung, und dafür brauchen sie Energie. Aber wenn Sie nur vor der Glotze hocken und das ATP, das in den Mitochondrien gewonnen wurde, nicht verbrauchen, gibt es ein Problem. Sind die Muskelzellen arbeitslos, liegen Futter, ATP-Energiepäckchen, Fett und alles, was der fröhliche Entertainer sonst noch in die Zellen geschafft hat, ungenutzt herum. Stellen Sie sich ein Restaurant vor, in dem keine Gäste sitzen, aber der Koch unermüdlich weiter seine Essensportionen kocht. Da türmen sich Töpfe, Pfannen und volle Teller.

Die Muskelzellen sind also voller ATP und wollen sich bewegen. Bleiben Sie nun vor der Glotze und stopfen weiterhin Salzstängel in sich hinein, kreist der Entertainer Insulin weiter durch Ihren Körper und füllt ihre Körperzellen unverdrossen mit immer mehr Glukose, Fett- und Aminosäuren. Kennen Sie noch den *Zauberlehrling*? „Wehe! Wehe! ... Herr, die Not ist groß! Die ich rief, die Geister, werd ich nun nicht los ...“ Statt des alten Physikbuches kommt mir nun der alte Goethe in den Sinn.

Die Natur löst dieses Problem ohne Zauberei. Es reicht, dass die IRS so etepetete sind und ihren Dienst einstellen, sobald mehr freie Fettsäuren in den Zellen herumschwimmen als sie verheizen können. Für die Zellen ist das vernünftig, der Entertainer kann im Blut kreisen, so lange er will, die IRS lassen jetzt kein Futter mehr in die Zellen hinein. Nun haben Sie das Problem: Sie haben eine Insulinresistenz. Nur immer höhere Insulinausschüttungen können Ihre Zellen zwingen, doch noch etwas Zucker, Fett- und Aminosäuren aufzunehmen. Und dieser Zustand ist extrem ungemütlich: Die Insulinproduktion ist hoch, der Blutzucker geht kaum noch in den Normalbereich, wo die Fettneubildung läuft, läuft sie auf Hochtouren, und irgendwann werden die Inselzellen müde. Und wenn die Inselzellen die Insulinproduktion nicht mehr fortsetzen und in der Folge die Entertainer aussterben, sind Sie zuckerkrank.

Zurück zum Sport. Körperliche Aktivität verbraucht Energie. Fürs Abschmelzen der Fettpolster reicht das in der Regel zwar nicht, aber Ihre Muskelzellen bekommen etwas zu tun. Sie verbrauchen ATP, dabei entsteht ADP, Adenosindiphosphat, und letztlich auch AMP, Adenosinmonophosphat, mit nur noch einem einzigen Phosphatstückchen. Und dann kommt auch wieder „Bewegung“ in die zuvor völlig festgefahrene Insulinwirkung.

62. Sport putzt die Zellen

Kuhl et al. 2006

Das bei Muskeltätigkeit anfallende Adenosinmonophosphat ist sozusagen ein leeres „Energiepäckchen“. Stellen Sie sich das ruhig wie eine leere Zigarettenschachtel vor. Man sieht, da war mal was drin, aber nun ist es verbraucht. Was für den Raucher die leere Zigarettenpackung ist, ist für die Muskelzelle das AMP: eine Alarmglocke. Die Muskelzelle aktiviert nun besondere Dienstausweisverteiler, die AMP-aktivierten Proteinkinasen, kurz AMPK. AMPK legen als erstes den notorischen Fett-Bastlern das Handwerk und unterbrechen so die Neubildung von Fett. Denn noch mehr Fettreserven sind das Letzte, was eine Zelle braucht, deren Energiepäckchen leer sind. So wie der Raucher seine volle Packung, so braucht die Zelle ihr ATP.

63. Sport lässt neue Mitochondrien entstehen

Reznick & Shulman 2006

AMPK verteilt Dienstausweise auch an PPAR-gamma, den Peroxisome Proliferator-Activated Receptor gamma. PPAR-gamma ist ein Transkriptionsfaktor, sozusagen der Mann an der Kopiermaschine im Zellkern: Auch PPAR-gamma bewirkt, dass die Kopiermaschine im Zellkern angeworfen wird, es veranlasst die Zellen, neue Mitochondrien zu bauen. In diesen neuen Kraftwerken können nun die Fett-, Müll- und Essensreste, die sich in der Muskelzelle angehäuft hatten, wieder verheizt und die leeren AMP-Schachteln wieder zu ATP, den Einheits-Energiepäckchen aufgebaut werden. Dann sind auch die IRS mit ihrem Sauberkeitsfimmel wieder zufrieden und geben dem Entertainer Insulin eine neue Chance.

So also werden beim Sport die Zellen geputzt, neue Mitochondrien gebaut und die Insulinwirkung wiederhergestellt. PPAR sind übrigens auch in die Programme zur Lebensverlängerung eingebunden. Aber zum Glück sind wir hier nur Kurztrip-Touristen und müssen nicht jeden Puzzlestein umdrehen. Wir reisen lieber zurück ins Gehirn.

Übergewicht entsteht im Hirn

Wie Störungen der Hunger-Sättigungs-Regulation zu Übergewicht führen

Schlendern wir doch wieder ein bisschen dorthin, wo wir schon einmal ganz zu Anfang waren. Wir begannen bei der beschrifteten Wurst an der Supermarktkasse und kamen auf krummen Wegen zu Zerstörungen im Hypothalamus, genau genommen im mediobasalen Hypothalamus. Mediobasal ist ein medizinisches Kunstwort, dem Lateinischen entlehnt, und heißt nur „mittelunten". Wir sprechen also über einen Teil des Hypothalamus, der im mittleren unteren Bereich liegt, dicht am Dritten Ventrikel, und dessen Zerstörung zu einem dauerhaften Zusammenbruch der natürlichen Sättigungsregulation führt.

Wir schlendern auch noch einmal nach Madrid. Ich möchte Ihnen jetzt nicht länger vorenthalten, was mein spanischer Kollege Jesus Tresguerres und ich schon vor Jahren bei unseren Untersuchungen zu Wachstum und Entwicklung mit den Ratten gemacht hatten. Damals brauchten wir Tiere mit einem Wachstumshormonmangel. Um die Wachstumshormonregulation im mediobasalen Hypothalamus der Tiere außer Funktion zu setzen, spritzten wir den Ratten im Alter von 4, 6, 8 und 10 Tagen Glutamat unter die Haut. Natürlich brach dabei auch die Sättigungsregulation zusammen. Wir nahmen diesen Zusammenbruch aber in Kauf, denn Sättigung interessierte uns damals nicht.

Es ist ziemlich genau bekannt, auf welche Weise die Zellen im Hypothalamus durch Glutamat Schaden nehmen: Glutamat bindet an NMDA-Rezeptoren, soweit ist noch alles in Ordnung. Aber wenn zu viel Glutamat vorhanden ist, werden die Rezeptoren überstimuliert. Massenweise strömen Kalzium-Ionen ein, Sie wissen das längst, und ein ganzer Staffellauf von Ereignissen kommt in Gang. Am Ende ist die Zelle zu Tode erregt. Exzitotoxizität nennt der Fachmann das: Exciting kennen Sie aus dem Englischen: bewegend, erregend. Und toxisch heißt giftig.

Wenn die Zelle stirbt, stirbt mit ihr die Funktion. War die tote Zelle in die Wachstumshormonproduktion eingebunden, ist nun die Wachstumshormonproduktion gestört. Hatte die tote Zelle mit der Sättigungsregulation zu tun, ist nun die Sättigungsregulation gestört. Im Gegensatz zu den bisher vorgestellten kurzfristigen Einflüssen auf die Sättigungsregulation – Magendehnung, CCK, Portionsgrößen – ist Zelltod im Sättigungszentrum ein dauerhaftes Problem. Mit Mononatriumglutamat gespritzte Ratten sind dauerhaft gefräßig. Und nun kommt wieder das Leptin in unser Blickfeld, jenes Hormon, dem wir schon zuvor kurz begegnet sind.

64. Aktive Fettzellen

Zhang et al. 1994; Maffei et al. 1995

Seit 1994 weiß man, dass auch Fettzellen Hormone produzieren. Früher wurde die Fettzelle einfach als Treibstoffkanister angesehen. Man glaubte, hier lagere bloß Fett, das bei Bedarf mobilisiert und verheizt werden kann. Heute sind wir schlauer. Fettzellen produzieren unter anderem Leptin. Die Gesamtmenge an Leptin, die produziert wird, entspricht in etwa der Gesamtmenge an Körperfett. Mit Hilfe des Leptins informieren die Fettzellen das Gehirn, genauer gesagt den Nucleus arcuatus, über den Fütterungszustand des Körpers. Leptin spielt also in genau dem Regelkreis eine entscheidende Rolle, in den auch die glutamatempfindlichen Zellen eingebunden sind. Im Nucleus arcuatus begegnen sich also Leptin und Glutamat.

65. Leptin, die Appetitbremse

Jequier 2002

Leptin kommt also aus der Fettzelle, kreist durch den Körper, überquert mit Hilfe eines aktiven Transportsystems die Blut-Hirn-Schranke und dockt zunächst an seinen Leptin-Rezeptor. Besonders viele Leptin-Rezeptoren befinden sich auf den glutamatempfindlichen Neuronen des Nucleus arcuatus. In diesen Zellen setzt das Leptin eine dominoähnliche Kaskade von biochemischen Reaktionen in Gang, wie wir sie schon beim Insulin kennengelernt haben. Dabei verändert das Leptin die Aktivität von Botenstoffen, die in die Appetitregulation involviert sind: Es reguliert appetitsteigernde Botenstoffe herunter und appetitdämpfende Botenstoffe hoch. Zahlreiche solcher Botenstoffe sind bereits bekannt, und ständig werden neue entdeckt – die Natur verlässt sich bei einem derart wichtigen Aufgabenbereich nicht auf einzelne Vertreter. Zu den appetitsteigernden Botenstoffen gehören neben dem Ghrelin aus der Magenschleimhaut und dem NPY, die Sie bereits kennengelernt haben, noch das MCH (Melanin-Concentrating Hormone), Orexine und das AgRP (Agouti-Related Peptide). Zu den appetitdämpfenden Botenstoffe zählen alpha-MSH (alpha-Melanocyte-Stimulating Hormone), das auf den MC4-Rezeptor wirkt (Melanocortin-4) sowie CART (Cocaine and Amphetamine-regulated Transcript). Auch das CRH (Corticotropin-Releasing Hormone) wird hochreguliert …

Gut, ich breche hier ab. Ich habe meinem 17-jährigen Sohn den letzten Absatz vorgelesen, und als er die Augen verdrehte, wusste ich gleich wieder, warum er Chemie doof findet. Ich möchte Ihnen mit diesem englischen Wortsalat nicht den Appetit auf die folgenden Kapitel verderben. Ganz im Gegenteil. Ich möchte Ihre Neugierde wecken. Es ist ebenso spannend wie einfach: NPY hatten wir schon, das macht gefräßig. Leptin dämpft die Produktion von NPY, das ist sinnvoll, denn wer gut genährt ist, sollte nicht mehr so viel essen müssen. Wir wollen uns nur ganz kurz einige der anderen Mitspieler anschauen.

66. MCH, der Sonnenschutz für Fische

Nahon 1994; Ludwig et al. 2001

MCH, oder in voller Länge Melanin-Concentrating Hormone, ist ein zyklisches Peptid. Das heißt nichts anderes, als dass es sich um ein geschlossenes Kettchen aus Aminosäuren handelt. MCH wurde erstmals in der Hirnanhangdrüse von Lachsen gefunden, ohne dass man etwas über seine Funktion bei anderen Lebewesen wusste. Später wurde derselbe Stoff auch im Hypothalamus von Ratten gefunden. Natürlich haben Ratten wenig mit Lachsen zu tun. Aber viele Substanzen, die man bei der einen Tierart findet, gibt es auch bei anderen, selbst wenn die Arten gar nicht eng miteinander verwandt sind. So finden sich selbst bei Fruchtfliegen Gene, die auch wir Menschen besitzen und benutzen.

Bei Fischen führt MCH zur Melaninbildung. Melanin ist der braune Farbstoff Ihrer Haut, und er kommt auch bei Fischen vor – wobei mir aber nicht bekannt ist, ob Fische beim Sonnenbaden braun werden. Sie dürfen mich also nicht fragen, warum Melanin für Fische wichtig ist. Aber weil es bei Fischen dieses kleine Aminosäurekettchen gibt, das die Bildung von Melanin begünstigt, wurde es Melanin-konzentrierendes Hormon genannt und MCH abgekürzt.

Zu welchem Zweck auch immer es bei Fischen dient, bei Ratten hat der Stoff rein gar nichts mehr mit Bräunung zu tun. Bei ihnen kommt MCH fast ausschließlich im lateralen Teil des Hypothalamus vor, und zwar in Nervenzellen, deren Fasern in alle erdenklichen Bereiche des Gehirns hineinreichen. So ist das MCH für zielorientiertes Verhalten und für die Aufmerksamkeit der Tiere wichtig. Und es ist in die Sättigungsregulation verwickelt. Schleust man Versuchstieren zusätzliche MCH-Gene ein, werden sie gefräßig und entwickeln eine Insulinresistenz. Tiere, denen das MCH-Gen fehlt, sind dagegen appetitlos und dünn.

67. MCH bremst die Bremse

Zheng et al. 2005

Was macht das MCH denn nun genau? Huiyuan Zheng und Mitarbeiter aus einem Labor für Neurobiologie und Ernährung in Baton Rouge, Louisiana, färbten die MCH-haltigen Zellen im lateralen Hypothalamus an. Mit dieser Technik zeigten die US-Wissenschaftler, dass die Fasern der MCH-produzierenden Zellen dicht bei den Zellen des Nucleus tractus solitarius liegen, die die appetithemmenden Informationen des Vagus über die Magendehnung zum

Bremsenbremsen
Es ist in der Natur oft so, dass es eine Bremse gibt, die von einer anderen Bremse ausgebremst wird. Damit wird verhindert, dass es zu überschießenden Reaktionen kommt. MCH zählt also zu den appetitstimulierenden Botenstoffen, weil es die Appetithemmung hemmt.
Ähnlich läuft es beim AgRP. Es wird ebenfalls im Nucleus arcuatus hergestellt und blockiert den MC4-Rezeptor, der die dämpfende Botschaft des alpha-MSH vermittelt ... Ich sehe wieder die himmelwärts verdrehten Augen meines Sohnes vor mir und verschone Sie. Kein weiteres Wort darüber – Sie wissen ja inzwischen, wo Sie bei Bedarf nachschlagen können.

Hypothalamus weitermorsen. Diese natürliche Essbremse – Magen voll, satt – wird vom MCH gedämpft. Anders gesagt: Wenn der Vagus dem Hirn elektrisch erzählen möchte, dass der Magen voll ist, dreht MCH den Strom herunter.

Nun zu den Appetitdämpfern, zuerst zum alpha-MSH (alpha-Melanozyten-stimulierendes Hormon). Eigentlich ist alpha-MSH bloß ein Bruchstück. Sie erinnern sich an den Kindergrieß und POMC, die lange Aminosäurekette, die satt macht? Ausgeschrieben heißt POMC „Pro-Opio-Melano-Cortin". Mit der Vorsilbe Pro benennt man üblicherweise eine Substanz, die noch nicht so recht fertig ist. Pro-Ketten werden beschnitten. Und als ich eingangs sagte, POMC macht satt, war das nicht ganz richtig. Es ist das alpha-MSH, das satt macht. POMC ist nämlich nicht sehr langlebig, auch POMC wird zerschnitten: in ein opiumartiges Stück, das sogenannte beta-Endorphin mit entsprechender Wirkung, in ACTH, das Adreno-Cortico-Trope Hormon, das in der Nebennierenrinde die Ausschüttung von Stresshormonen anregt, und in alpha-MSH, das als Sättigungsvermittler wirkt. Das alpha-MSH ist eine relativ kurze Kette von Aminosäuren und es stimuliert auch Melanozyten, daher der Name. Melanozyten färben die Haut, sind Pigmentzellen – und nun haben wir schon wieder eine Verbindung zwischen Appetit und Kolorit.

68. POMC-Defekte und die Folgen

Krude et al. 1998; Krude & Gruters 2000

1998 beobachteten Heiko Krude und Mitarbeiter aus Berlin zwei Kinder, bei denen das POMC-Gen defekt war. Beide Kinder waren fett, rothaarig, und beiden fehlte eine ausreichende Nebennierenrindenfunktion. Eines der Kinder hatte einen Bruder gehabt, der aber bereits im Säuglingsalter an einem Nebennierenversagen gestorben war. Er hatte denselben POMC-Gendefekt wie die später geborene Schwester. Das wusste man, weil man Trockenblut von einem Screening-Kärtchen noch nach seinem Tod hatte untersuchen können.

Die Brisanz dieser Beobachtung lässt sich leicht verstehen: POMC war nun nicht mehr irgendein Name irgendeines Regulators in irgendeinem Rattenhirn. POMC war plötzlich ein Gen, das wir alle tragen, das für unsere Sättigung notwendig ist, und bei dessen Fehlfunktion zusätzlich die Hautpigmentierung gestört ist und die Nebennierenrinde nicht ordnungsgemäß ihre Hormone produziert. Es sind inzwischen mehrere Patienten mit Defekten im POMC-Gen bekannt. Bei allen steht der Mangel an ACTH mit einer Einschränkung der Nebennierenfunktion im Vordergrund. Bei allen findet man die gestörte Sättigungsregulation, und alle sind hellhäutig. Eine normale Hautfärbung setzt einen intakten Rezeptor und ein intaktes alpha-MSH voraus. Der Rezeptor kann blockiert werden, beispielsweise durch das Agouti-Related Peptide, AgRP, das zur Gruppe der appetitsteigernden Neuropeptide gehört.

69. Wie alles zusammenhängt

Elmquist 2001

Wir hatten gesehen, dass viel Fettgewebe viel Leptin ausschüttet, dass dieses Leptin ins Gehirn transportiert wird, an Leptin-Rezeptoren der Arcuatus-Neurone bindet und die Produktion von POMC stimuliert. POMC wird zersägt, unter anderem in alpha-MSH, das an den MC4-Rezeptor geht, das wiederum unterdrückt die NPY-Produktion, hemmt den Appetit und bringt das Fett „zum Schmelzen". Klarer Fall von Regelkreis.

Die ob/ob-Mäuse gehören einem Mäusestamm an, der außerordentlich fett wird. Der Name ob/ob wurde gewählt, weil man meinte, dass die betreffenden Tiere zwei Übergewichts-(obesity)-Gene tragen. Heute wissen wir, dass ob/ob-Mäuse nicht zwei Übergewichtsgene tragen, sondern dass ihnen die Gene für Leptin fehlen. Jedermaus und jedermann hat normalerweise je ein Leptin-Gen in seinen beiden paarig angelegten Erbanlagen. ob/ob-Mäuse haben aber nicht einmal ein einziges Leptin-Gen, deswegen können sie kein Leptin bilden. Sie verhalten sich also wie hungernde Mäuse – hungernde Tiere bilden nur wenig Leptin. Folglich produzieren sie zu wenig POMC, folglich auch kein alpha-MSH, haben deshalb hohe NPY-Spiegel und so fort – die Sättigungsregulation läuft nicht. Klarer Fall von kaputtem Regelkreis. Spritzt man den Tieren Leptin, kommt der POMC-Spiegel wieder hoch und die Gefräßigkeit geht zurück.

Das ist in groben Zügen die Langzeitregulation unserer Sättigung: Leptin bestimmt – zusammen mit dem Insulin – die Grundstimmung für unseren Appetit. Sie wird von den vielen Kurzzeitregulatoren nur moduliert. Und genau diese Langzeitregulation klappt bei den Dicken offenbar nicht.

Sehr schön beschreibt Eric Jequier in seiner oben bereits erwähnten großen Übersichtsarbeit, dass adipöse Menschen zwar hohe Leptinspiegel haben, die

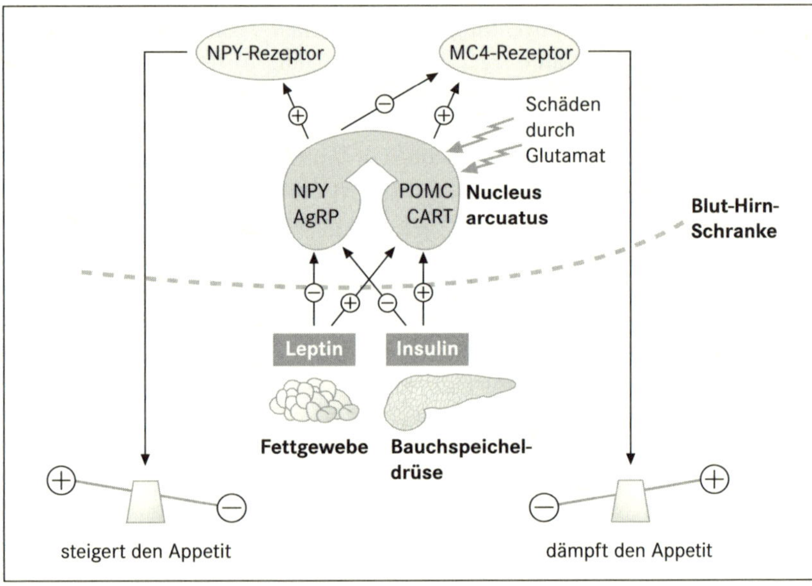

Abbildung 11: Die langfristige Appetitregulation. Beschreibung im Text

durchaus der Gesamtmenge ihrer Fettdepots entsprechen, aber – und nun kommt die Überraschung: Die starken Leptinsignale führen gerade nicht zur erwarteten Antwort. Ausgerechnet bei den Dicken wird der Appetit nicht angemessen gebremst. Adipöse Menschen sind häufig unempfindlich gegenüber Leptin. Das erklärt auch die enttäuschenden Ergebnisse der Versuche, durch Leptingaben den Appetit von Übergewichtigen dämpfen zu wollen: Mit Ausnahme von den seltenen, genetisch bedingten Fällen von Leptinmangel war die Gabe von Leptin als Appetitzügler ein Flop. Jequier findet in seiner Übersichtsarbeit keine wirklich überzeugenden Argumente dafür, warum die hohen Leptinspiegel nicht zur Gewichtsreduktion führen. Kommt nicht genug durch die Blut-Hirn-Schranke? Wird das Leptinsignal im Hypothalamus behindert, handelt es sich also um eine Leptinresistenz am Rezeptor? Jequier schließt mit der eher verlegenen Bemerkung, Leptin sei beim Menschen wohl eher dazu da, Energiereserven für Hungerzeiten anzulegen und zu unterhalten.

Ich denke anders und Sie wissen warum. Sie haben von der glutamatbedingten anatomischen Zerstörung im Nucleus arcuatus gehört. Mit dieser Kenntnis müssen wir davon ausgehen, dass bei jenen Mitmenschen, die trotz hoher Leptinspiegel weiterhin hungrig sind, das Leptinsignal nicht mehr hinreichend „gehört“ wird. Sind die Arcuatus-Zellen tot oder nur schweigsam? Bei mit Glutamat gespritzten Ratten sind die Zellen, die die Sättigungssignale des Leptins verarbeiten, definitiv tot. Und wie sieht es bei mit Glutamat gefütterten Ratten aus? Das erfahren Sie gleich.

Wenn der Nachwuchs zu kurz kommt und der Kanal voll ist

Was Glutamat bei schwangeren Ratten anrichtet, warum dicke Menschen oft klein sind und der Fortgang des Heilversuchs

Ich habe Ihnen nun kapitelweise andere Autoren zitiert, jede Menge Puzzleteile serviert, aber Sie wissen immer noch nicht genau, was wir selbst, Jesus Tresguerres und ich, gemacht haben – abgesehen davon, dass wir bei Jungratten die Wachstumshormonproduktion mit Glutamat zerstört haben. Und darum kommen jetzt zwei von unseren eigenen Puzzleteilen.

70. Glutamat macht Rattenkinder fett

Hermanussen et al. 2006

Nachdem Jesus Tresguerres und ich in mehreren Arbeiten das zusammengefasst hatten, was ich Ihnen bisher vorgestellt habe, begannen wir mit eigenen Untersuchungen. Da uns inzwischen klar war, dass Glutamat Nervenzellen im Nucleus arcuatus schädigt, und als uns vor allem klar war, dass die Mengen, die für eine Schädigung notwendig sind, möglicherweise nicht wesentlich größer sind als die, die wir mit der täglichen Nahrung zu uns nehmen, erschien es uns Ende 2003 vordringlich, die Wirkung von oralem, das heißt mit der Nahrung zugeführtem Glutamat im Tierexperiment zu studieren.

Dazu untersuchten wir 32 schwangere Ratten und deren Junge bis ins Alter von 90 Tagen. Die Tiere wurden im Stall der Universidad Complutense, Madrid, unter kontrollierten Bedingungen gehalten. Kontrolliert heißt: Ein fester Tag-Nacht-Zyklus von jeweils 12 Stunden wurde eingehalten und die Raumtemperatur lag konstant bei etwa 21 °C. Die Tiere wurden mit dem üblichen Trockenfutter für Laborratten ad libitum, das heißt, so viel die Tiere wollten, gefüttert. Am 14. Tag der Schwangerschaft – Rattenschwangerschaften dauern insgesamt nur 21 Tage – teilten wir die Muttertiere in 4 Gruppen von jeweils 8 Tieren. Die erste Gruppe erhielt weiterhin die übliche Kost, die zweite und die dritte Gruppe wurden zusätzlich mit Mononatriumglutamat gefüttert, mit 2,5 bzw. 5 g pro Tag. Die Glutamatfütterung erhielten die Weibchen auch nach der Geburt bis zum Ende der Stillperiode; sie entsprach 10 bzw. 20 % des täglichen Trockenfuttergewichts. Nach dem Ende der Stillperiode erhielten die Jungtiere weiterhin Glutamat, und zwar in denselben prozentualen Mengen. Eine vierte Gruppe Ratten erhielt, wie die erste, kein zusätzliches Glutamat, aber den Jungtieren wurde nach der Geburt Mononatriumglutamat unter die Haut gespritzt (an 5 Tagen je 4 g pro kg Körpergewicht). Das reichte, um die Wachstumshormonproduktion annähernd zum Erlöschen zu bringen. Die Jungtiere dieser vierten Gruppe waren wichtig, damit wir die Wirkung des verfütterten und des gespritzten Glutamats miteinander vergleichen konnten.

So entstanden 4 Untersuchungsgruppen von je 6–9 Jungtieren. Wir maßen die tägliche Futtermenge und wogen jedes Tier einmal wöchentlich. Die eine Hälfte der Jungtiere wurde im Alter von 30 Tagen untersucht, die andere im Alter von 90 Tagen. Wir entnahmen Blut für Hormonbestimmungen und die Hirnanhangdrüse.

Die Fütterung von schwangeren Ratten mit Mononatriumglutamat führt zu einer Beeinträchtigung des vorgeburtlichen Wachstums – Jungtiere der mit 5 g Glutamat gefütterten Muttertiere wogen bei der Geburt gut 10 % weniger als die Tiere aus den anderen Gruppen. Die Fortführung der Glutamatfütterung während der Stillzeit an die Mütter, selbst bei nur 2,5 g Glutamat täglich, führte zu weiteren Wachstumsverzögerungen. Noch deutlicher war bei den Rattenkindern die Produktion von Wachstumshormon beeinträchtigt. 30 Tage alte mit Mononatriumglutamat gespritzte bzw. mit 2,5 g Mononatriumglutamat gefütterte Tiere hatten nur halb so viel Wachstumshormon im Blut wie die ohne Glutamatzusatz ernährten. Erhielten die Tiere 5 g Mononatriumglutamat mit dem täglichen Futter, war der Wachstumshormonspiegel noch niedriger.

Das zu den Hormonen. Mit der Ernährung sah es noch schlimmer aus. Mit Glutamat gefütterte Jungtiere hatten sowohl nach 30 als auch nach 90 Tagen etwa doppelt so viel gefressen wie unbehandelte Ratten und gut dreimal so viel getrunken. Und wie war das mit dem Gewicht? Ratten brauchen Wachstumshormon wie wir, und wenn es fehlt, bleiben sie klein. Kleine Tiere sind leicht. Aber die glutamatgefütterten Kleinen waren fetter, selbst in einem Alter, in dem die typische Rattenaltersfettsucht noch nicht auftritt.

71. Weniger Glutamat, gleiches Ergebnis

Kürzlich sind weitere Untersuchungen dazugekommen. Eines der Ergebnisse sehen Sie in der Grafik auf der nächsten Seite. Sie stammt von Ana Paula, die die Tierversuche im Labor von Jesus durchführte. Ratten fressen täglich etwa 10 % ihres Körpergewichtes an Trockenfutter. Ana Paula hatte dem Futter wieder kleine Glutamatmengen beigemischt, die diesmal aber nur noch 4 und 10 % des Trockenfuttergewichtes ausmachten.

Jede der drei Säulen bezeichnet Mittelwerte für Wachstumshormon, und zwar für die unbehandelten Kontrolltiere, die mit 4 und die mit 10 % Glutamat gefütterten Tiere. Deutlich sehen Sie den Zusammenbruch der Wachstumshormonproduktion, und zwar bei einer Konzentration von Glutamat, die nur wenig diejenige übersteigt, die unserer Alltagskost als „Geschmacksverstärker" zugesetzt wird.

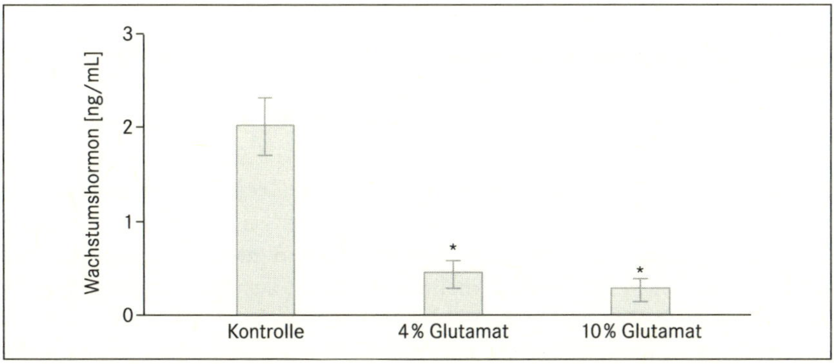

Abbildung 12: Die Ergebnisse der jüngsten Rattenfütterungsversuche aus Madrid. Konzentration von Wachstumshormon im Blut (in Nanogramm pro Milliliter) am 30. Lebenstag der Versuchstiere. Sternchen kennzeichnen signifikante Unterschiede zur Kontrollgruppe.

Rechnen Sie schon? Ich bin oft bei Vorträgen darauf angesprochen worden, dass die „gewaltigen Mengen" von Glutamat, die wir an unsere Ratten verfüttern – 4 g oder sogar 10 g pro kg Körpergewicht – viel mehr seien, als das, was wir Menschen an einem Tag verzehren. Ich kann vor dieser Argumentation nur warnen. Nach geltendem Recht darf Glutamat Lebensmitteln in Mengen von bis zu 1 % zugesetzt werden. Nehmen wir eine Knackwurst, sie besteht mindestens zur Hälfte aus Wasser. 1 % Wurst-Nassgewicht entspricht also 2 % Trockengewicht. Eine Ratte, deren Trockenfutter 4 % Glutamat enthielt, hatte also nur doppelt so viel von dem bekommen, was in einer Knackwurst enthalten sein darf. Und Ratten leben kurz. Sie brauchen von der Eizelle bis zur Geburt nur 21 Tage, kommen nach 36 Tagen in die Pubertät. Ein „Rattentag" ist nicht mit einem „Menschentag" vergleichbar. Insofern sind die Tiere dem schädlichen Einfluss wesentlich kürzer ausgesetzt als ein langlebiger Mensch.

Wissen Sie übrigens, in welchen Mengen Mononatriumglutamat weltweit produziert und aufgegessen wird? Seit 1969 – damals lag die Weltproduktion bei etwa 270 000 Tonnen – hat sich die Herstellung etwa verachtfacht: 2001 wurden 800 000 Tonnen und 2006 gut 1,5 Millionen Tonnen dieser Substanz hergestellt.

Und warum? Warum wird das weiße Pulver, mit dem wir die Ratten vergiften können, in solchen Massen produziert und uns in die Suppe und in die Grillwürze gemischt? Damit wir's fressen! Und wovon sollen wir satt werden? Und was ist mit unserem Wachstumshormon?

72. Auch dicke Menschen haben einen Wachstumshormonmangel

Meistas et al. 1982; Veldhuis et al. 1991

Seit über 20 Jahren ist bekannt, dass die tägliche Gesamtmenge von Wachstumshormon, die ein Übergewichtiger produziert, geringer ist als die eines Normalgewichtigen. Das Wachstumshormon wird nicht gleichmäßig produziert, sondern in Schüben, vornehmlich nachts, aus der Hirnanhangdrüse ausgeschwemmt. Der Mangel an Wachstumshormon bei den Übergewichtigen beruht offenbar darauf, dass die nächtlichen Wachstumshormonschübe zwar gleich groß bleiben, aber seltener auftreten als bei Normalgewichtigen. Zudem wird Wachstumshormon bei Übergewichtigen rascher aus dem Blut entfernt als bei anderen Leuten. Es kann also nicht ausreichend lange wirken.

73. Lohnender Vergleich von Äpfeln und Birnen

Pijl et al. 2001

Dieser Sachverhalt ist mehrfach bestätigt worden, unter anderem bei Frauen mit sehr starker abdomineller Fettansammlung. Abdominell heißt, dass sich das Fett vor allem im Bauchraum, also im Abdomen, befindet; man spricht auch vom Apfeltyp. Das dortige Fett ist wesentlich stoffwechselaktiver als das unter der Haut von Hüfte, Oberschenkeln oder Po – welches den sogenannten Birnentyp kennzeichnet. Wir wissen heute, dass speziell das abdominelle Fett für die Beeinträchtigung der Gesundheit dicker Menschen verantwortlich ist.

Mit anderen Worten: Der Reithosen-Speck der Birnentypen mag aus optischen Gründen unerwünscht sein, herz- oder zuckerkrank wird man davon aber nicht. Hierfür sind in erster Linie die Fettmengen innerhalb der Bauchhöhle verantwortlich, wie sie der Apfeltyp ansammelt. Dieses Fett erhöht das Risiko für Diabetes, Krebs und Herzerkrankungen.

Die Apfeltyp-Fetteinlagerung geht außerdem mit einer verminderten Wachstumshormonproduktion einher, wie die niederländische Arbeitsgruppe zeigen konnte. Die Frauen vom Birnentyp verhielten sich bezüglich ihres Wachstumshormons fast wie Normalgewichtige, während die Apfeltypen deutlich verringerte Mengen an Wachstumshormon aufwiesen. Auch eine Abmagerungskur half den Frauen mit viel abdominellem Fett kaum: Ihre Wachstumshormonregulation blieb gestört.

Weil wir diese Arbeiten kannten, bat ich Ende 2003 einen befreundeten Kollegen aus München, mir Dokumentationen der Körpermaße wehrpflichtiger junger Männer zu schicken, und ich bat einen Kollegen aus Greifswald,

Glutamathematik 2

1,5 Millionen Tonnen Mononatriumglutamat, das ist unvorstellbar viel. Denken Sie mal an Ihre letzte Autobahnfahrt. Sie stehen im Stau, vor Ihnen Lastwagen, nicht einer, viele, unübersehbar viele. Stellen Sie sich vor, diese Lastwagen hätten Mononatriumglutamat geladen, jeder Wagen 12 Tonnen. Eine solche Menge des weißen Pulvers kann man sich noch vorstellen, das ist wie ein großer Sandhaufen, vielleicht 1,5 oder 2 m hoch, auf dem Ihre Kinder sitzen und spielen und herunterrutschen und viel Spaß haben. Denken Sie, dass jeder dieser Zwölftonner vielleicht 20 m lang ist, und Sie auf der Autobahn stehen und warten. Und alle 20 m steht solch ein Zwölftonner vor Ihnen. 1000 Zwölftonner haben 12 000 Tonnen Mononatriumglutamat geladen, 100 000 Zwölftonner 1,2 Millionen Tonnen und 125 000 Zwölftonner 1,5 Millionen Tonnen. Das ist eine Autoschlange von 125 000 x 20 m, also 2500 km Lastwagen vor Ihnen, von Stockholm bis nach Rom, oder falls die Lastwagen auf zwei Spuren nebeneinander stehen, von Hamburg bis nach Genua am Mittelmeer. Wollen Sie sich das überhaupt vorstellen? Das ist die Mononatriumglutamat-Menge, die heutzutage weltweit verzehrt wird, jedes Jahr, immer wieder.

mir Daten aus der Deutschen Perinatalerhebung zu schicken. Der Kollege aus München schickte mir Daten der Musterungsjahrgänge 1993 bis 1999 von insgesamt 807 592 deutschen Wehrpflichtigen. Gemustert wurden in diesen Jahren noch fast alle jungen Männer. Dabei bestätigte sich eindrucksvoll, dass extrem dicke Menschen kürzer sind als normal- oder nur gering übergewichtige. Schulabgänger von Haupt- und Realschulen und von Gymnasien waren gleichermaßen betroffen. Oberhalb eines BMI von 38 bleiben junge Männer kurz, und sie bleiben umso kürzer je weiter ihr BMI darüber liegt. Männer mit einem BMI von 45 waren im Mittel um 10 cm kleiner als Männer mit einem BMI von weniger als 38.

Ähnlich umfangreiche Daten für Frauen gibt es natürlich nicht. Aber es gibt die Daten der Deutschen Perinatalerhebung, also Informationen, die während der Geburt erhoben werden. Bei der Entbindung eines Kindes werden nicht nur kindliche, sondern auch mütterliche Daten erfasst, zum Beispiel das Körpergewicht, die Körpergröße, das Rauchverhalten usw. Aus den Jahren 1995 bis 1997 lagen Daten von 1 432 368 jungen Müttern vor, die mir aus Greifswald geschickt wurden. Sie zeigen: Auch extrem übergewichtige junge Mütter sind kleiner als normalgewichtige oder nur leicht übergewichtige.

Ein Schelm, der Böses dabei denkt – oder gibt es doch einen Zusammenhang zwischen der Gefräßigkeit und dem Wachstumshormonmangel der Dicken? Etwa so: viel Glutamat – NMDA-Rezeptor aktiviert – Kalziumionen-Einstrom – Schädigung der Neuronen im Nucleus arcuatus – dann 1. Beeinträchtigung der Wachstumshormonproduktion und 2. Beeinträchtigung der Leptinwirkung –

POMC/NPY etc. – Gefräßigkeit … Wenn es so ist, dann beginnt alles Übel – abgesehen von der Glutamatschwemme – beim Öffnen der Kalzium-Schleusen. Machen wir sie dicht!

Wir machten sie dicht. Und das ist nicht besonders schwierig. Wir gaben unseren Ratten Memantine. Sie erinnern sich, Memantine setzt sich wie ein Sektkorken in den Kalziumkanal des NMDA-Rezeptors und verhindert, dass Kalzium in die Zellen fließt. Wir gaben unseren Ratten Memantine und konnten zeigen, dass diese Substanz die Glutamat-vermittelte Gefräßigkeit unterbindet. Die Heilversuche mit Patienten, die wir daraufhin durchführten, hatte ich im vierten Kapitel schon erwähnt (Seite 33 ff.). Auch die Patienten aßen weniger – ohne Diät und ohne zu hungern – und sie nahmen ab.

74. Glutamat-Rezeptor-Blockade lässt das Fett schmelzen

Hermanussen & Tresguerres 2005 ; Bisaga et al. 2008; Brennan et al. 2008

Anfangs waren es nur fünf junge Frauen im Alter zwischen 23 und 33 Jahren. Inzwischen sind es neun Personen, sieben Frauen und zwei Männer, die sich über einen Zeitraum von bis zu 8 Wochen von mir mit dem NMDA-Rezeptor-Blocker Memantine behandeln ließen und die ihren Gewichtsverlauf sehr sorgfältig dokumentierten.

Die Patienten wurden nicht angehalten, während der Medikamenteneinnahme eine besondere Diät einzuhalten. Sie sollten allenfalls darauf achten, den Eiweißgehalt ihrer Ernährung etwas zu reduzieren und auf „Geschmacksverstärker“ möglichst zu verzichten. Sie sollten sich satt essen, aber bei der Wahl der Portionsgröße auf ihre innere Stimme achten und nicht aus reiner Routine die gewohnten großen Portionen – womöglich gegen den Appetit – in sich hineinstopfen. Das war alles.

Alle Patienten berichteten einhellig von einer deutlichen Abnahme ihres Hungergefühls, besonders in den sonst so gefräßigen Abendstunden. Und sie haben alle abgenommen. Jesus Tresguerres hat in Madrid adipöse Patienten mit gleichem Ergebnis behandelt. Es gab noch viele Personen, die gern hätten behandelt werden wollen, aber nicht alle Menschen vertragen das Medikament gleich gut. Besonders zu Beginn der Behandlung berichten viele Patienten von Unwohlsein, auch von Müdigkeit, Schwindel und einem Gefühl, als hätten sie „zwei Glas Bier auf nüchternen Magen getrunken“. Diese Nebenerscheinungen sind dosisabhängig und obwohl sie geringer ausfallen, wenn man nicht gleich mit voller Menge, sondern langsam einschleichend dosiert, mussten wir die Behandlung bei etwa 15 % der Patienten sicherheitshalber schon nach den ersten Tagen abbrechen. Das heißt, wir sahen deutlich mehr Nebenwirkungen, als in der Packungsbeilage beschrieben. Daher sind wir auch weiterhin mit dieser Behandlung sehr zurückhaltend und haben diesen ersten Heilversuch nach 8 Wochen abgebrochen.

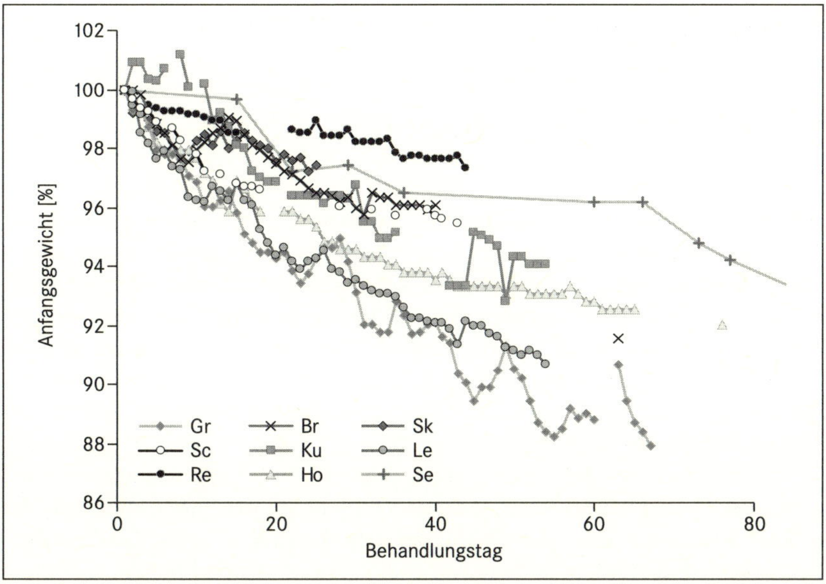

Abbildung 13: Die Ergebnisse des Heilversuches mit Memantine: Entwicklung des Körpergewichts bei 9 Probanden in Prozent des Gewichts zu Beginn der Behandlung

Übrigens, auch Paviane fressen weniger, wenn man ihnen Memantine unters Futter mischt, und nachdem Brian Brennan und Mitarbeiter aus der Abteilung Biologische Psychiatrie, Harvard Medical School, Boston, von unserer Studie gelesen hatten, fanden sie ebenfalls, dass Memantine bei Patienten mit Fressattacken hilfreich ist und den überschäumenden Appetit dämpft.

Wir haben mit Memantine nicht das Körpergewicht behandelt, das muss noch einmal betont werden. Wir haben nur die Wirkung des Neurotransmitters Glutamat auf den Kalziumkanal des NMDA-Rezeptors unterbrochen. Wir haben Appetit gedrosselt, der durch Glutamat gesteigert war. Sonst nichts.

Vom Burger zur Gefräßigkeit

Wie Völlerei und Fastfood zusammenhängen

Nach dem bisher Gesagten müssen Sie davon ausgehen, dass Glutamat in der Nahrung auf doppelte Weise den Appetit anregt. Bei optimaler Dosierung – weder zu wenig noch zu viel, man kann ein Gericht auch überwürzen – erzeugt Glutamat auf der Zunge den Umami-Geschmack. Darüber hinaus steigert Glutamat im Hirn das Hungergefühl. Und weil Geschmack und Gefühl so dicht beieinanderliegen, muss man nun beim Puzzeln höllisch aufpassen und genau auseinanderhalten, welcher Appetit über die Zunge vermittelt und welcher direkt im Gehirn erzeugt wird.

Wie wäre es jetzt mit einer kleinen praktischen Übung? Gehen wir doch Einkaufen. Ja, Sie haben Recht, das tue ich nicht so gern. Aber manchmal ist es doch spannend. Auf vielen Produkten steht inzwischen „ohne Geschmacksverstärker“, und welcher Verbraucher wollte daraus nicht schließen, dass diese Produkte kein Glutamat enthalten. Aber wir wissen längst, dass Glutamat in vielen Produkten enthalten ist, auch in solchen, denen keine „Geschmacksverstärker“ zugesetzt wurden.

Ich hatte schon erwähnt, dass Kuhmilch 3,3 % Eiweiß enthält, Quark zwischen 10 und 14 %, Fleisch etwa 20, alter Gouda über 25 und Parmesankäse etwa 32 % Eiweiß. Weil Eiweiß im Lauf der Verdauung in seine Bestandteile zerlegt wird, können aus einem Liter Milch letztlich 7 g Glutamat frei werden und aus 250 g Fleisch oder 100 g Parmesankäse knapp 8 g. Mit anderen Worten, der größte Teil des Glutamats, das während der Verdauung frei wird, war praktisch immer vorher als Glutaminsäure im Eiweiß gebunden.

Die Freisetzung des Glutamats durch die Verdauungsenzyme geschieht aber langsam, im Lauf von Stunden – vor allem dann, wenn wir gleichzeitig genügend Fett verzehren, das die Magenentleerung verzögert – und dürfte daher nicht besonders problematisch sein. Doch wie sieht es mit dem Gehalt an freiem Glutamat zum Zeitpunkt des Verzehrs aus?

Auch ein kleiner Teil des freien Glutamats findet sich schon von Natur aus in vielen Produkten. Tomaten gehören zu den Gemüsesorten, die viel freies Glutamat enthalten. Und weil Parmesankäse so gut schmeckt, genau wie spanischer Schinken, ahnen wir, dass ein Teil der Glutaminsäure dieser Nahrungsmittel – im Verlauf des Verkäsungs-, Reifungs- oder Kochprozesses – auch längst nicht mehr im Eiweiß gebunden ist, sondern bereits in Form freier Glutamatmoleküle vorliegt. In 100 g Parmesankäse, auch in 100 g Tomatenkonzentrat, finden wir ein gutes Gramm freies Glutamat, in 100 g spanischem Schinken sind es über 300 mg. Desgleichen führt die für Fertigprodukte übliche Aufspaltung (Hydrolyse) von Milcheiweiß, von Hefe oder Weizeneiweiß zur Freisetzung von molekularem, das heißt freiem Glutamat. Da braucht ein Tütensuppenfabrikant nicht einmal mehr eine kleine Prise Glutamat zuzugeben – es ist längst drin.

Wir wollen aber nicht monoman werden. Natürlich kann man Gefräßigkeit und Übergewicht nicht auf eine einzige chemische Substanz wie das Glutamat zurückführen, das wäre absurd. Es sind viele kleine Umstände, die uns das Wasser zusammenlaufen lassen, im Mund und – man möchte es fast so ausdrücken – auch im Hirn. Lassen Sie uns ein wenig über den heimischen Tellerrand blicken und, zumindest gedanklich, in ein Fastfood-Restaurant gehen. Dort liegen ganz viele längst bekannte Puzzlesteine mit auf dem Tablett, und wir können noch eine Reihe von neuen kennenlernen.

75. Der Fressautomat

Rada et al. 2003

Fastfood wird schnell über den Tresen geschoben und rasch verzehrt. Rada beschreibt, wie sich die Neurotransmitter Glutamat und GABA (Gamma-Aminobuttersäure) bei hungrigen Ratten während der Mahlzeit verhalten. Im ersten Drittel der Mahlzeit steigt der Glutamatspiegel, macht noch hungriger. Danach sinkt er, und der hemmende Neurotransmitter GABA macht sich breit. Nach 15–30 Minuten wird der Appetit programmgemäß abgestellt, Ende der Mahlzeit, basta, Schluss.

Denken Sie daran: Der Fressautomat hat nichts mit Geschmack zu tun und nichts mit dem Glutamat auf unserem Teller. Er springt immer zu Beginn einer Mahlzeit an und läuft ab wie ein Waschmaschinenprogramm. Das Glutamat, das bei diesem Programm eine Rolle spielt, wird in den Neuronen des Hypothalamus freigesetzt. Der Fressautomat, den Pedro Rada beschreibt, macht also nichts weiter als: Appetit bekommen – essen – Glutamat freisetzen – mehr essen – Klack! – GABA freisetzen – weniger essen – satt.

Wir müssen davon ausgehen, dass bei uns derselbe Automatismus wie bei den Ratten abläuft. Das bedeutet: Wenn wir im Fastfood-Restaurant nicht lange auf den Cheeseburger warten müssen und ihn sofort und zügig essen, sind wir fertig, ehe das Programm vollständig durchgelaufen ist. Das Glutamat wirkt also noch, es hat noch nicht „Klack“ gemacht, es wurde noch kein GABA freigesetzt und wir sind noch nicht satt. Folglich brauchen wir noch einen Burger – selbst wenn der erste schon genügend Kalorien hatte.

76. Der Dickburger

Young & Nestle 2002; 2003

Lisa Young und Marion Nestle untersuchten, wie sich die üblicherweise in US-Restaurants servierten Portionen im Lauf der Zeit veränderten. Mitte der fünfziger Jahre gab es bei McDonald's nur eine Pommes-frites-Größe, die heute „small" heißt und etwa ein Drittel der Größe hat, die 2001 als „large" verkauft wurde. Heutige „Large"-Portionen entsprechen „supersize" von 1998 und die heutige „Supersize"-Portion ist seither noch einmal um 30 g schwerer geworden. Und sitzen wir in Gesellschaft, essen wir ohnehin mehr, als wenn wir alleine sind.

77. Der Nachtburger

de Castro 2004

Ein Nachtmahl sättigt weniger gut als das Frühstück, wie John de Castro an „freilaufenden" Mitmenschen zeigen konnte. Und natürlich trägt auch die bereits erwähnte Energiedichte – das sind die Kalorien pro Gramm einer Mahlzeit – zum Gesamtkalorienkonsum bei.

78. Der Energy-Denseburger

Prentice & Jebb 2003

Fastfood ist energiedichter als übliches Essen, das heißt, es enthält viele Kalorien auf engstem Raum. Andrew Prentice und Susan Jebb aus London zeigen das eindeutig, selbst wenn sie die Getränke nicht mit berücksichtigen. Manche Fastfood-Menüs – die Energiedichte (energy density) wird auf die gesamte Mahlzeit bezogen, nicht auf einzelne Bestandteile – bringen es auf 276 kcal pro 100 g. Das sind 65 % mehr als in der britischen Durchschnittskost (170 kcal/100 g), mehr als doppelt so viel, wie für eine gesunde Ernährung empfohlen (130 kcal/100 g), und zweieinhalbmal so viel wie bei einer traditionellen afrikanischen Kost (110 kcal/100 g).

Und weil die kurzfristige Appetitregulation eher das verzehrte Gewicht als die Energiedichte registriert, sind die „Energy-Denseburger"-Menüs besonders geeignet, sich mit zu vielen Kalorien zu überladen. So zwickt nach einem üppigen Fastfood-Essen schon mal der Bauch, und wir beginnen uns zu fragen, was beispielsweise in einem Cheeseburger drin ist.

79. Der Glutamat-Burger

Ninomiya 1998

Die Zutaten der Burger findet man beispielsweise auf den Internetseiten der Fastfood-Ketten[2]:

Weizenbrötchen

Haben Sie jemals Reis-Burger gegessen? Nein, Reis bröselt. Weizenmehl klebt, darum nimmt man es fürs Brötchenbacken. Helles Weizenmehl liefert nicht nur schnell verfügbare Kohlenhydrate, Weizen ist auch eines der eiweiß- und glutamatreichsten Getreide. In 100 g gekochtem Reis finden sich 2,5 g Eiweiß und weniger als 0,5 g Glutamat. In einem einfachen hellen Weizenbrötchen von 60 g stecken 5,2 g Eiweiß und 1,5 g Glutamat.

Scheibenkäse

Käse enthält je nach Fettgehalt bis zu 35 % Eiweiß – je fettärmer, desto eiweißreicher ist er. Milcheiweiß enthält etwa 20 % gebundenes Glutamat, und je länger der Käse reift, desto mehr wird davon freigesetzt.

Hackfleisch

Hackfleisch wird gehackt und gebraten. Aufbereitungsverfahren wie Hacken und Braten schließen die Inhaltstoffe auf, setzen vormals gebundene Aminosäuren frei und verbessern so den Geschmack. Es gibt zurzeit keine Tabellen, die Auskunft über den Gehalt an freiem Glutamat in gebratenem Hackfleisch geben. Wir wissen nur, dass frisches Rindfleisch mehr freies Glutamat enthält als frisches Schweinefleisch.

Etwas geschnittene Tomate

Reife Tomaten sind das Gemüse mit dem höchsten Anteil von freiem Glutamat: Pro 100 g sind es 250 mg. Das ist fast so viel wie im spanischen Schinken. Und im Tomatenkonzentrat ist der Anteil von freiem Glutamat bis zu zehnmal höher.

Ein Gürkchen und ein Zwiebelchen

Sie stimulieren zwei weitere Geschmacksempfindungen. Sauer fördert den Speichelfluss, sodass uns das Wasser im Mund zusammenläuft, und das Zwiebelchen macht den Schmerzrezeptor scharf.

Das obligatorische Salatblatt

Es wirkt wohl eher als Feigenblatt, verleiht dem Ganzen zumindest etwas mehr Farbe und das Gefühl von knackiger Frische.

Eine Sauce

Deren Inhaltstoffe wollen wir gar nicht weiter hinterfragen. Allerdings sind die Saucen meist gesüßt und lassen daher noch den Süßrezeptor bimmeln.

2 z. B.: www.mcdonalds.de/html/products/standards4/getnav.php?cat=Hauptprodukte

Gibt es nicht noch Fritten zum Cheeseburger? Und Cola? Auch wenn wir in den Nährwerttabellen nichts Anstößiges finden – Sie wissen, wie eine solche Abendmahlzeit unsere Sättigung unterläuft, mit „fast", mit „portion size", mit „energy density" und einer sorgfältigen Auswahl glutamatreicher Lebensmittel, denen wir wie die Ratten willenlos ausgeliefert sind.

Es bleibt allerdings die Frage, warum nicht alle Besucher von Fastfood-Outlets beziehungsweise alle, die viel freies Glutamat verzehren, dick werden.

80. Der kleine Unterschied

Ebbeling et al. 2004

Dünne Kinder und Jugendliche essen im Durchschnitt genau so häufig Fastfood wie dicke. Die Hormon- und Ernährungsspezialisten der Kinderklinik der Harvard-Universität in Boston, USA, gingen in ihrer Studie von der Annahme aus, dass übergewichtige Jugendliche anfälliger für die negativen Auswirkungen von Fastfood sind als schlanke Altersgenossen.

Sie boten 26 übergewichtigen und 28 schlanken 13- bis 17-Jährigen ein Maxi-Fastfood-Menü an und forderten sie auf, so viel oder wenig von dieser Mahlzeit zu essen, wie sie mochten; es gab bei Bedarf auch Nachschlag. Dabei zeigte sich, dass alle viel zu viel futterten. Die Übergewichtigen nahmen mit dieser einen Mahlzeit 1860 kcal entsprechend 66,5 % ihres Tagesbedarfs auf, die Schlanken 1458 kcal oder 57 % des Tagesbedarfs.

In einem zweiten Studienteil wurden die Jugendlichen zu ihrem Essen im Alltag befragt und zwei typische Tage mit Fastfood mit zwei typischen Tagen ohne Fastfood verglichen. Und jetzt wird es spannend: Bei der Auswertung der Tagespläne wurde deutlich, dass ausschließlich die übergewichtigen Jugendlichen an Fastfood-Tagen deutlich mehr Kalorien aufnehmen als an Tagen ohne Fastfood – 2700 im Vergleich zu 2300 kcal, also rund 400 kcal mehr, wenn Fastfood auf den Tisch kam.

Schlanke Jugendliche können das Überessen durch Fastfood also kompensieren, ihre Appetitregulation funktioniert besser – sie verhalten sich nicht etwa vernünftiger. Anders formuliert: Bei übergewichtigen Jugendlichen ist die Appetitregulation ganz offensichtlich gestört.

81. Der nicht vorhandene Unterschied

Ebbeling et al. 2007

Cara Ebbeling und ihr Team bleiben am Thema Fastfood und Übergewicht. In ihrer jüngsten Arbeit berichten sie von 18 übergewichtigen Jugendlichen, denen eine größere Menge Chicken Nuggets, Pommes und Cola angeboten wurde, entweder als übergroße Einzelportion oder aufgeteilt in 4 kleine Portionen. Die kleinen Portionen wurden entweder auf einmal – zur Untersuchung des Portionsgrößeneffekts – oder in 15-minütigem Abstand angeboten – zur Untersuchung von Fressautomat und Portionsgröße. Frau Ebbeling fand keine Unterschiede und schloss daraus, dass Fastfood Substanzen enthalten müsse, die so gefräßig machen, dass selbst Manipulationen an Portionsgröße und Zeitvorgaben keinen Einfluss mehr auf die konsumierte Kalorienzahl bei bereits übergewichtigen Jugendliche haben.

Bei Fastfood geht es also offenbar gar nicht mehr um Kalorien und Portionsgrößen, bei Fastfood geht es allein darum, dass man nicht satt wird – gleichgültig ob die Portion groß oder klein war, ob der Burger fett oder mager war. Und wer nimmer satt wird, wird eben dick. Das ist gemein.

Eiweiß zum Abspecken

Wie eiweißreiche Diäten funktionieren und vom Einfluss der Aminosäuren auf die Appetitregulation

Wer zu dick ist, will meist abspecken. Sie haben sicher davon gehört, dass man mit Atkins-, South-Beach- und vielen anderen Hocheiweißdiäten abnehmen kann. Und nach allem, was ich Ihnen bisher über Eiweiß und Glutamat erzählt habe, müssten Sie nun misstrauisch werden. Offenbar klafft hier eine gähnende Lücke in unserem Puzzle, die wir unbedingt mit neuen Teilchen schließen müssen. Man weiß in der Tat seit langem, dass man mit hohem Eiweißanteil blendend Gewicht verlieren kann. Nicht nur unter den oben genannten „high-protein diets" (eiweißreichen Diäten), auch schon bei weniger radikalen Eiweißkuren berichten die Teilnehmer, dass sie wenig Hunger verspüren und vor allem schnell und lange satt sind. Sie fragen zu Recht: Wie kann das sein – viel Eiweiß und Glutamat machen gefräßig, aber mehr Eiweiß und Glutamat machen satt? Sie sind nicht die einzigen, die über dieses offensichtliche Paradoxon stolpern. Auch ich bin erst im Mai 2006 schlauer geworden, aber ich will nicht vorgreifen, sondern erst einmal beschreiben, was die eiweißreichen Diäten im Stoffwechsel bewirken.

82. Mehr Eiweiß, mehr Muskeln, mehr Sättigung

Westerterp-Plantenga et al. 1999; 2006

Margriet Westerterp-Plantenga und ihre Koautoren trugen unlängst zahlreiche Gründe zusammen, warum gerade beim Abspecken nicht mit Eiweiß gespart werden sollte: Da beim Hungern nicht nur Fett- sondern auch viel Muskelgewebe verloren geht, kommt eiweißbetonten Diätformen, bei denen die Muskelmasse besser erhalten bleibt, eine besondere Bedeutung zu.

Ein höherer Muskelanteil hat Vorteile, nicht nur der Optik wegen. Weil Muskelgewebe selbst in Ruhe mehr Energie verbraucht als Fettgewebe, steigt mit dem Muskelanteil auch der Kalorienverbrauch des Körpers an, selbst dann, wenn gerade keine Bewegung stattfindet.

Bei einem Eiweißanteil von gut 2,6 g pro kg Körpergewicht, dem Dreifachen dessen, was für eine „ausgewogene Mischkost" empfohlen wird, kann selbst beim Abnehmen noch Muskulatur aufgebaut werden. Zudem steigert sehr eiweißreiche Kost die Thermogenese, also die Wärmebildung. Da die Wärmekalorien ungenutzt „verpuffen", macht die Thermogenese die Energiegewin-

Thermogenese
Eiweiß besteht aus Aminosäuren, und Aminosäuren sind nichts anderes als Kohlenwasserstoffe mit mindestens einem Stickstoffatom. Weil die Kraftwerke in den Mitochondrien aber keinen Stickstoff verbrennen können, müssen Aminosäuren für die Verbrennung erst zurechtgestutzt werden, und dabei wird ein Teil der Energie gar nicht zur Erzeugung von ATP, den Einheitsenergiepäckchen, verwendet, sondern schon lange vorher verplempert. Ja, verplempert, denn Stickstoff kann den Körper nicht wie das Kohlendioxid gasförmig über die Atemluft verlassen. Er muss in einer Vielzahl von biochemischen Schritten erst „reisefertig" gemacht werden, um über den Urin ausgeschieden zu werden. Und weil bei all diesen Schritten Wärme entsteht, wird dem Steak-Esser so richtig eingeheizt.

nung aus Eiweiß besonders ineffizient. Natürlich ist Wärmeerzeugung kein Privileg von Eiweiß. Auch bei jedem Lolli und jedem Stückchen Butter wird dem Esser warm, aber bei der Verdauung von Eiweiß wird's besonders warm. Eine eiweißreiche Diät erhöht die Wärmebildung um etwa 22 %, sagt der bei den Kohlenhydraten bereits erwähnte Wim Saris. Andere Autoren fanden heraus, dass eiweißreiche Kost die Thermogenese noch mehr anheizt. Da kommt es den Dicken ganz recht, wenn ein Teil der Kalorien aus Steak und Fisch ungenutzt wie am offenen Fenster verpuffen und verrauchen kann. Aber wir wollen nicht bei der Thermogenese stehen bleiben – der bessere Abnehmeffekt unter eiweißreicher Diät hat noch andere Gründe.

83. Mehr Eiweiß, weniger Körperfett

Layman et al. 2003; Crovetti et al. 1998

Übliche Ernährungsrichtlinien empfehlen, etwa viermal so viel Kohlenhydrat wie Eiweiß zu essen. Wenn der Eiweißanteil aber deutlich heraufgesetzt (oder der Kohlenhydratanteil reduziert) ist und nur noch maximal doppelt so viel Kohlenhydrate wie Eiweiß auf den Teller kommen, wird der Appetit gedrosselt und die Körperzusammensetzung gerade bei Gewichtsverlust verbessert: Es wird mehr Körperfett und weniger fettfreie Körpermasse abgebaut. Was will man mehr?

Die Anzahl von Publikationen, die ähnlich Erfreuliches über die Wirkung von Hocheiweißdiäten berichten, ist unübersehbar. Allerdings ist die Literatur über den Mechanismus, wie diese erfreulichen Eigenschaften zustande kommen, mehr als spärlich. Wir finden nur vereinzelt Puzzleteilchen zur Wirkung von Nahrungsprotein auf Leptin, NPY und die Regulationen im Nucleus arcuatus.

84. Eiweiß im Hypothalamus

Darcel et al. 2005

Die Arbeitsgruppe aus Paris untersuchte den Einfluss von Hocheiweißkost bei Ratten. Erwartungsgemäß nahm der Appetit nach der Nahrungsumstellung ab, anfangs fraßen die Tiere nur die Hälfte, später wieder 80 % der ursprünglichen Kalorienzahl. Aber die Wissenschaftler beobachteten zusätzlich auffällige Veränderungen der neuronalen Aktivität im Nucleus arcuatus sowie im Nucleus tractus solitarius und in anderen Hirngebieten, die in die Sättigungsregulation eingebunden sind.

Einen Schlüssel zum Verständnis fanden sie jedoch nicht und schrieben im letzten Absatz ihrer Arbeit: Die physiologischen Mechanismen, die unter Hocheiweißkost zur Minderung des Appetits führen, sind unbekannt.

85. Mehr Eiweiß: weniger Appetit, trotz hoher Ghrelinwerte

Weigle et al. 2005

Erst David Weigle und seinen Mitarbeitern gelang ein bemerkenswerter Schritt zu einer Antwort auf die Frage, ob die spontane Gewichtsabnahme, die bei eiweißreichen Diäten beobachtet wird, primär auf den erhöhten Proteinanteil oder auf die damit einhergehenden Veränderungen beim Fett- oder Kohlenhydratanteil zurückzuführen ist. In dieser Untersuchung boten sie ihren 19 Testpersonen in drei Abschnitten die folgenden Diäten an:

» Für die ersten 2 Wochen eine individuell gewichtserhaltende Kost nach üblicher Empfehlung: 15 Energieprozent Protein (ca. 90 g), 35 % Fett und 50 % Kohlenhydrate.
» Für die folgenden 2 Wochen eine Kost mit gleichem Kaloriengehalt, aber 30 Energieprozent Protein (ca. 180 g) und nur 20 % Fett; der Kohlenhydratanteil blieb mit 50 % gleich. Diese Kost musste aufgegessen werden.
» Für die restlichen 12 Wochen wurde die Kost des zweiten Abschnitts beibehalten, sie durfte aber ad libitum verzehrt werden, das heißt, die Testpersonen durften essen, so viel sie wollten.

Vor und nach den jeweiligen Diätphasen bestimmten die Forscher Insulin, Leptin und Ghrelin – die Bedeutung dieser drei Hormone auf die Sättigungsregulation kennen Sie bereits.

Das Ergebnis der Arbeit ist beeindruckend. In der zweiten, eiweißreichen Testphase nahm die Sättigung trotz gleicher Kalorienzahl deutlich zu. Die Versuchspersonen mussten sich das Essen geradezu gegen den Appetit hineinstopfen. Die Leptinproduktion blieb unverändert. Im dritten Abschnitt der Untersuchung, als nach Belieben gegessen werden durfte, sanken die mittlere tägliche Energieaufnahme und das Körpergewicht: Ohne zu hungern konsumierten die Probanden rund 440 kcal pro Tag weniger, gefolgt von einem Gewichtsverlust von 4,9 kg. Der Hauptanteil des Gewichtsverlustes in den letzten 12 Wochen entfiel dabei auf die Fettmasse des Körpers, sie sank im Mittel um 3,7 kg.

Und was machten Leptin und Ghrelin? In diesem dritten Abschnitt sanken die Leptinspiegel, während die Blutspiegel des Gefräßigmachers Ghrelin hoch blieben. Den Abfall der Leptinwerte erklärten die Autoren damit, dass sich die bei Übergewicht häufige Leptinresistenz – die Wirkungslosigkeit von Leptin am Leptin-Rezeptor – durch die höhere Proteinzufuhr bessere. Aber die hohen Ghrelinspiegel bei sinkendem Gewicht blieben unerklärt.

Gibt es eine Erklärung? Möglicherweise. Sie wurde im Mai 2006 publiziert und wirft ein ganz neues Licht auf dieses undurchsichtige Problem. Hocheiweißdiäten gehen natürlich nicht nur mit einer gesteigerten Glutamatzufuhr einher, sondern alle Aminosäuren werden vermehrt konsumiert, auch die verzweigtkettigen. Verzweigtkettige Aminosäuren sind nicht einfach nur Nährstoff. Ähnlich dem Glutamat, das neben seiner Funktion als Nahrungsmittel auch eine Funktion als Neurotransmitter besitzt, haben auch die verzweigtkettigen Aminosäuren eine Doppelfunktion: Sie sind nicht nur Baustoff für den Körper, sondern greifen in wichtige Stoffwechselvorgänge ein, unter anderem in die Sättigungsregulation.

86. Verzweigte Ketten auf dem Weg ins Hirn

Layman 2004; Layman & Walker 2006

Wir kommen noch einmal zurück zu Donald Layman. Auch er zitiert zahlreiche Literaturstellen und resümiert, es gebe „überzeugende Hinweise darauf, dass Diäten mit einem hohen Protein- und einem geringen Kohlenhydratanteil günstig zum Abnehmen sind". Und dann beschäftigt er sich mit der besonderen Rolle der Aminosäure Leucin.

Leucin ist eine der verzweigtkettigen Aminosäuren. Sie werden im englischen auch als BCAA – Branched Chain Amino Acids – bezeichnet. BCAA sind bei Bodybuildern sehr beliebt. In den Muckibuden kann man neben allerlei anderen Pülverchen auch BCAA kaufen. Sie wirken direkt in den Muskelzellen, das weiß man seit Längerem. Insbesondere Leucin wirft über verschiedene Zwischenschritte die Kopiermaschinen im Zellkern an und startet so die Muskeleiweißbildung. Das interessiert die Muskelmänner und -frauen natürlich am meisten. Layman interessiert sich allerdings vorrangig für Reduktionsdiäten und wie Leucin dazu beiträgt, den Muskelschwund während einer Abmagerungskur gering zu halten.

Wie alle anderen Aminosäuren kommen auch BCAA in eiweißhaltigen Lebensmitteln vor. Im Gegensatz zu den anderen Aminosäuren, die nach ihrer

Verdauung über die Pfortader in die Leber geschleust und dort üblicherweise auch verstoffwechselt werden, läuft das bei den BCAA anders. Für verzweigtkettige Aminosäuren gibt es in der Leber keine abbauenden Enzyme. Sie kommen direkt und fast vollständig in den Blutkreislauf, wie Glasmurmeln, die von Kleinkindern verschluckt werden und hinterher unverdaut wieder in der Windel erscheinen.

Erst im Muskel werden BCAA verstoffwechselt. Aminotransferasen – Enzyme, die sich auf die Übertragung von Stickstoff spezialisiert haben – zwacken ihnen den Stickstoff ab und bereiten sie so für die weitere Zerlegung vor. Doch einige BCAA entwischen ihrem Schicksal und können dann über den Blutkreislauf bis ins Gehirn gelangen. Auch Leucin gelangt auf diese Weise ins Gehirn und trifft dort auf mTOR-Kinasen. mTOR-Kinasen sind Enzyme, die wie alle Kinasen Phosphatgruppen transportieren. Sie erinnern sich: Phosphatgruppen sind für ein Protein wie Dienstausweise, sie werden angesteckt und lassen es biochemisch aktiv werden. Natürlich werden im Gehirn keine Muskeln gebildet. Was also treiben die mTOR-Kinasen im Gehirn?

87. Wie Leucin den Appetit bremst

Cota et al. 2006; Blouet et al. 2008

Im Gehirn sind mTOR-Kinasen für die Steuerung von Appetit und Energiebalance wichtig. Da ist es wieder: Der gleiche Wirkmechanismus wird je nach Organ für ganz und gar unterschiedliche Zwecke genutzt. Daniela Cota und ihre Mitarbeiter spritzten Ratten das Leucin direkt ins Gehirn, wo in den Nucleus-arcuatus-Zellen ebenfalls mTOR-Kinasen aktiv sind. Leucin führte zu einer verstärkten Aktivität der mTOR-Kinasen sowie einer verringerten Nahrungsaufnahme und einer verringerten Gewichtsentwicklung. Auch Leptin steigert die mTOR-Aktivität im Hypothalamus. Und wenn man mTOR-Kinasen unterdrückt, sind die appetithemmenden Effekte von Leucin und Leptin gleichfalls gestört.

Dank Clemence Blouet vom Albert Einstein College of Medicine, New York, wissen wir seit Juli 2008, dass man Leucin gar nicht spritzen muss. Nur 3 % im Futter reichen aus, um die Konzentration der Aminosäure im Hirn der Ratten so weit ansteigen zu lassen, dass die Appetithemmung eintritt, die Frau Cota beschrieben hat.

Über die hypothalamische mTOR-Aktivität ist die Proteinaufnahme direkt mit der Nahrungsaufnahme verknüpft. Viel Protein enthält viel Leucin, und das drosselt den Appetit. Es wirkt damit dem Glutamat entgegen. Trotzdem ist vieles noch unklar. Gibt es in den Neuronen des Nucleus arcuatus nun ein Tauziehen zwischen den Aminosäuren Leucin und Glutamat? Geht es darum, wer stärker ist? Gibt es weitere Aminosäuren, die sich in dieses Kräftemessen einmischen? Wir wissen es nicht. Wir können nur ahnen, dass wir hier mindestens zwei sehr bedeutende Regulatoren der Sättigung vor uns haben. Die beiden kommen bei schlanken Menschen offenbar besser miteinander aus als bei vielen Dicken.

Was wissen wir bis jetzt? Wir wissen definitiv, dass Glutamat den Appetit beim Menschen steigert. Und wir wissen, dass Leucin über mTOR-Kinasen den Muskelaufbau fördert und zumindest bei der Ratte über denselben biochemischen Weg auch den Appetit drosselt. Aber wir wissen noch nicht, bei welchen Eiweißmengen in der täglichen Kost bzw. bei welchem Verhältnis von Eiweiß, Kohlenhydrat und Fett der Appetit angeregt oder gebremst wird. Und wir wissen auch nicht, ob dies für alle Menschen gleichermaßen oder nur für empfindliche gilt. Wir können nur vermuten, dass

- » **rund 15 Energieprozent Eiweiß in einer westlichen Kost den Appetit bei den meisten Menschen anregt – wahrscheinlich über das Glutamat,**
- » **etwa 20–35 Energieprozent Eiweiß den Appetit bei fast allen Menschen drosselt – wohl über Leucin und mTOR-Kinasen.**

Sollen wir also den Eiweißkonsum immer höher schrauben? Schön wäre es, wenn allein dadurch alle Gewichtsprobleme verschwinden könnten. Es gibt aber gute Gründe, die dagegen sprechen. Erstens existiert eine biologische Obergrenze für die Eiweißzufuhr und zweitens dürfen wir das Eiweiß nicht isoliert betrachten.

88. Wenn Eiweiß giftig ist

Speth & Spielmann 1983; Garlick 2001

John Speth und Katherine Spielmann berichteten von historischen Beobachtungen an Jäger-und-Sammler-Populationen arktischer Regionen. Diese Naturvölker hatten die Gewohnheit, insbesondere im Frühjahr, wenn noch keine Pflanzen wuchsen und auch das Großwild mager geworden war, den Verzehr von fettarmem Muskelfleisch zu meiden. Sie wussten offenbar, dass man davon krank wird und sterben kann. Das Krankheitsbild, das die Eingeborenen kannten, wurde später auch von den nordamerikanischen Siedlern beschrieben, sie nannten es „rabbit starvation“ – das Am-Kaninchen-Verhungern. Kaninchen und andere Kleintiere sind deutlich fettärmer als Großwild. Im Hasenbraten kommt zu viel Eiweiß auf zu wenig Kalorien – darum war und ist es auch bei uns heute noch üblich, mageres Fleisch mit Fett zu spicken.

„Rabbit starvation“ beginnt mit Übelkeit, Schwindel und Durchfall schon innerhalb weniger Tage und kann in wenigen Wochen zum Tod führen. Die Krankheit entsteht bei unterernährten Menschen, die versuchen, ihren Kalorienbedarf mit fettarmem Fleisch zu decken. Wenn mehr Protein aufgenommen wird als der Körper verarbeiten kann, haben vor allem die Nieren ein

Problem: Sie müssen den Stickstoff, der im Eiweiß steckt, ausscheiden. Das kann bei anhaltend hohem Eiweißverzehr letztlich zum Nierenversagen führen.

Und wo liegt die Grenze? Peter Garlick nennt etwa 40 % der täglichen Kalorienzufuhr als kritische Obergrenze. Damit sie nicht überschritten wird, muss Eiweiß mit einer entsprechenden Menge Fett ergänzt werden.

Anthropologen beobachteten immer wieder, dass Jäger-und-Sammler-Völker durchaus wählerisch bei ihrer Jagdbeute sind und insbesondere fette Tiere und die fetten Teile der Beute bevorzugen. Dafür gibt es mindestens zwei Gründe: Erstens bringt ein fettes Tier mehr Kalorien ein als ein mageres, also mehr Jagderfolg für die geleistete Anstrengung - das hat mit Ökonomie zu tun -, und zweitens darf die biologische Obergrenze für die Eiweißzufuhr nicht überschritten werden - das hat mit Gesundheit zu tun.
Auch heutige Jäger-und-Sammler-Völker wie die Hadza im Norden Tansanias verhalten sich entsprechend: Sie verschmähen kleine Beutetiere weitgehend - diese dienen den Jägern bestenfalls als Snack zwischendurch. Richtiges Jagdfieber bricht erst aus, wenn sie ein mindestens 40 kg schweres Tier erspähen. Berechnungen des Zentrums für Anthropologie der Universität von Utah in Salt Lake City zufolge bringen es die Hadza im Durchschnitt auf 125 g tierische Nahrung pro Person und Tag, wobei das Fett am begehrtesten ist (Hawkes et al. 1991).
Kleine oder abgemagerte Tiere würden die Eiweißzufuhr also zu stark erhöhen. Deshalb erfordert eine proteinreiche Kost immer einen angemessen hohen Fettanteil. Offenbar haben das die „modernen" Ernährungsberater vergessen, denn nichts hält sie davon ab, unentwegt Magerquark zu empfehlen.

Aber warum werden Naturvölker, die viel Eiweiß essen – wenn auch in Kombination mit viel Fett – trotzdem nicht dick? Essen sie so viel Eiweiß, dass die damit verbundenen hohen Leucinspiegel sie satt machen? Wie viel Eiweiß essen denn Jäger und Sammler? Die Ökotrophologin weiß mehr darüber.

89. Die etwas andere Nährstoff-Relation

Cordain et al. 2000

Loren Cordain und sein Team von der Colorado State University wollten herausfinden, welche Ernährung die letzten Schritte der menschlichen Evolution begleitet hat, um daraus Schlüsse für eine „artgerechte" Nahrung des heutigen Menschen ziehen zu können.
Da von unseren Vorfahren keiner mehr lebt, untersuchten die Wissenschaftler, was zeitgenössische Jäger-und-Sammler-Kulturen so essen. Denn seit es *Homo sapiens* auf dieser Erde gibt, lebte er meist als Jäger und Sammler. Ackerbau betreibt unsere Spezies erst seit rund 10 000 Jahren, was aus Sicht der Evolution nur einem kurzen Augenblick entspricht.

Also werteten Cordain und sein Team den *Ethnographischen Atlas* aus, der 229 „Naturvölker" aufzählt. Zudem analysierten sie wilde Pflanzen sowie die Jagdbeute mehrerer Völker. Von was also leben die zeitgenössischen Jäger und Sammler? Die Analysen ergaben, dass sie - wo und wann immer es ökologisch möglich ist - überwiegend von der Jagd leben. Je weiter ihr Lebensraum vom Äquator entfernt ist, desto wichtiger wird die tierische Nahrung. Nur jedes vierte „Naturvolk" lebt überwiegend von pflanzlichen Kalorien; kein einziges ausschließlich vegetarisch. Und wie sieht die wahrscheinlichste Nährstoff-Zusammensetzung dieser „Natur-Kostformen" aus? Nach den Analysen aus Colorado liegt sie bei 19-35 Energieprozent Eiweiß, 22-40 Energieprozent Kohlenhydraten und 25-59 Energieprozent Fett. Das bedeutet im Vergleich zur heutigen westlichen Durchschnittskost: mehr Eiweiß und Fett, aber weniger Kohlenhydrate.

Wichtig ist bei dieser Aufzählung nicht nur, dass etliche Naturvölker viel Protein konsumieren, sondern dass die Kohlenhydrate, die sie essen, im Allgemeinen schwer verdaulich sind, also einen niedrigen glykämischen Index haben. Und damit kommen wir zu einem Aspekt, den wir bisher völlig außer Acht gelassen haben: Was passiert, wenn der Kohlenhydratanteil in der Nahrung klein ist bzw. nur unzureichend in Glukose umgesetzt werden kann?

Das Gehirn, die roten Blutkörperchen und die Nieren eines hungernden Menschen brauchen etwa 80 g Glukose pro Tag. Das weiß man seit langem. Und woher nimmt er sie, wenn die Kohlenhydratversorgung knapp ist? Fett ist ungeeignet zur Glukoseerzeugung. Also bleiben die Muskelproteine, davon hat jeder Körper reichlich im Angebot.

Der Hungerstoffwechsel ist schon vor Jahrzehnten untersucht worden - ich erspare Ihnen das Sortieren dieser inzwischen vollkommen bemoosten Puzzleteile. Im Hungerzustand - also auch beim üblichen Abspecken - wird Protein zerlegt, der Stickstoff von den Aminosäuren heruntergeschnitten und der Rest zu Zucker verarbeitet; man nennt das Glukoneogenese. Durch Glukoneogenese kann der Körper aus 50 bis 60 g Eiweiß rund 30 g Glukose erzeugen. Nicht alle Aminosäuren eignen sich zur Zuckergewinnung, aber Glutamat gehört zu denen, die sich gut versüßen lassen.

Dies könnte auch ein Mechanismus sein, der es den Naturvölkern ermöglicht, selbst bei hoher Eiweißaufnahme „glutamatarm" zu leben: Das aufgenommene Glutamat fließt zur Erzeugung von Blutzucker in die Glukoneogenese.

90. Wenn die Zuckerbastler streiken

Krezowski et al. 1986

Auch die Eskimos brauchen Glukose, und weil sie traditionell kein Weißbrot, sondern Robben, Fisch und Walspeck essen, müssen sie sich daraus ihren Blutzucker basteln. Dafür ist kein Insulin nötig - es stört sogar ganz erheblich.

Sollte nun durch irgendeinen Umstand plötzlich eine nennenswerte Menge an Insulin im Kreislauf erscheinen, wird die Zuckerbastelei innerhalb von Minuten eingestellt.

Krezowski und Mitarbeiter zeigten schon vor 20 Jahren, dass die Insulinsekretion steigt, wenn man Glukose zu einer proteinhaltigen Mahlzeit verfüttert, und dass die vorhandenen Aminosäuren verlangsamt abgebaut werden. Die Zuckerbastler stellen also ihren Dienst ein.

91. Fritten für Ureinwohner

Nobmann et al. 1992; Nobmann 2006

Die Alaska-Indianer haben ihre Ernährungsgewohnheiten inzwischen „modernisiert", mit einem dramatischen Anstieg des Konsums von Zucker, Mehl und Fastfood. Es würde nicht verwundern, wenn dies ursächlich verantwortlich wäre für die Entgleisung ihres vormals gut funktionierenden Stoffwechsels mit niedrigem Insulin, hoher Glukoneogenese und einer funktionierenden Appetitregulation.

Offenbar ist der Mensch sehr gut in der Lage, sich von dem zu ernähren, was seine Umgebung hergibt. Auch viel Fett und viel Eiweiß stellen kein Problem dar, zumindest so lange, wie die Zufuhr von Kohlenhydraten – und damit der Insulinspiegel – niedrig ist. Vor allem Kohlenhydrate mit einem hohen glykämischen Index gab es bei Jägern und Sammlern selten, von gelegentlichen Honigexzessen einmal abgesehen. Während viele „Naturvölker" mit einem Niedrig-Insulinstoffwechsel leben, essen wir heute deutlich mehr als 40 Energieprozent Kohlenhydrate, zudem vorwiegend solche, die übermäßig viel Insulin anlocken. Sie haben das Problem von Insulin, Unterzuckerung und Heißhunger bereits kennengelernt. Zudem verhindert Insulin den Fettabbau und fördert die Fettbildung.

Was wäre, wenn sich gerade die heute empfohlenen Relationen von rund 15 Energieprozent Eiweiß, maximal 30 Energieprozent Fett und rund 55 Energieprozent Kohlenhydrate als völlig unphysiologisch herausstellten? Was, wenn 15 % Eiweiß gerade in Kombination mit viel rasch verfügbarem Kohlenhydrat und wenig Fett bei uns Menschen die Appetitregulation stören? Ja, ich spekuliere, aber diese Fragen drängen sich auf.

Doch kehren wir noch einmal ins Gehirn zurück. Denn da gibt es weitere spannende Puzzleteile.

Ein Lichtblick für den Arcuatus

Warum Dicke vielleicht doch wieder satt werden können

Beim Puzzeln fängt man gewöhnlichen mit den Steinen am Rand an. Das ist einfach, und man sieht auch ziemlich bald, wie groß das Puzzle werden soll. Bei unserem Puzzle ist das anders, das haben Sie längst bemerkt. Wir finden nämlich keine Randsteine, wir wissen also nicht, wie groß das Bild einmal wird. Wir puzzeln einfach immer weiter. Während ich schreibe, entstehen in irgendwelchen Labors neue Puzzleteile, und wenn ich kurze Schreibpausen einlege, kann ich schnell wieder auf die Suche nach neuen Steinen gehen. Gerade vor kurzem wurde ich wieder fündig und entdeckte Kniffliges, aber auch Tröstliches für die, die sich schon lange mit ihrer Appetitregulation plagen. Das will ich Ihnen noch zeigen, bevor wir dies Buch beenden.

Sie wissen mittlerweile, wie giftig Glutamat für neugeborene Mäuse, Ratten und Rhesusäffchen ist. Sie wissen, dass die sättigungsregulierenden Zellen im Nucleus arcuatus sterben, wenn sie von Glutamat überstimuliert werden. Und wenn Sie selbst stark übergewichtig sind, haben Sie natürlich Sorge, dass genau das auch bei Ihnen schon längst geschehen ist: dass Ihre Sättigungsregulation unwiederbringlich vor die Hunde gegangen ist.

Was ich kürzlich fand, wirft jedoch ein neues Licht auf das Miteinander von Glutamat, Leptin, Insulin, den Rezeptoren an der Zellwand und den Ablauf der biochemischen Prozesse. Wir fangen noch einmal beim NMDA-Rezeptor an, dem Kalziumkanal in der Zellwand, der sich öffnet, wenn sich ein Glutamatmolekül an ihn bindet. Kalzium strömt in die Zelle. Zu viel freies Kalzium in einer Zelle ist aber giftig, weshalb es ziemlich rasch wieder weggeschafft werden muss.

Calmodulin heißt eines der kalziumbindenden Enzyme, die sich beim Einstrom von Kalzium heftig erregen und diese Erregung an einen weiteren Mitbewohner, die Adenylatcyclase, weitergeben. Auch dieses Enzym sitzt in der Zellwand, nein, es ist regelrecht hineingehäkelt. In 12 Schleifen durchsticht es die Zellwand, wovon zwei ein bisschen zu weit nach innen in die Zelle hineinhängen. Und das, was an diesen beiden Schleifen getrieben wird, hilft uns bei der Beantwortung der Frage, ob die Sättigungsregulation durch Glutamat unwiederbringlich oder nur vorübergehend gestört wird.

Wenn die Adenylatcyclase erregt ist, knipst sie vermittels ihrer zwei vorwitzigen Schleifen einem Adenosintriphosphat (ATP) zwei Phosphatgruppen ab, sodass sich ein Ring bildet. Es entsteht cyclisches Adenosinmonophosphat, kurz cAMP genannt – daher auch der Name Adenylatcyclase. Dieses kleine cAMP bringt zahlreiche Prozesse in Schwung. Unter anderem wirft es die Produktion von NMDA-Rezeptoren an, sodass Nervenzellen, die einmal von ihrem Nachbarn über den Neurotransmitter Glutamat angeregt worden sind, in der Folge immer mehr Rezeptoren ausbilden, sich immer besser auf die Information aus der Nachbarschaft einlassen können und sich vor allem daran erinnern, dass sie über diesen NMDA-Weg schon einmal Kontakt zu ihrem Nachbarn hatten. Ganz richtig, hier geht es um Erinnerung, um Gedächtnis, zum Beispiel, dass Sie das behalten, was im vorigen Kapitel erzählt worden ist. Und das alles fädelt die tischdeckengestickte Adenylatcyclase ein.

Immer wenn wir über Sättigung und Nucleus-arcuatus-Zellen reden, dann reden wir von Dominospiel-artigen Kaskaden biochemischer Reaktionen. Und nun wollen wir uns der Kaskade widmen, die vom Leptin ausgelöst wird, dem Hormon, das in den Fettzellen produziert wird und satt macht. Die Leptin-Kaskade funktioniert offenbar nicht immer störungsfrei, zumindest nicht in den Nuclei arcuati unserer zu dicken Zeitgenossen. Doch wie büßt das Leptin in diesen Fällen seine Funktion ein?

92. Gesocks bremst Leptin aus

Liauw et al. 2005; Bousquet et al. 2001

Um seine Wirkung zu entfalten, benötigt auch das Leptin einen Rezeptor, der das Signal aufnimmt und weiterleitet. Der Leptin-Rezeptor gehört zu den Zytokin-Rezeptoren. Zytokine sind Botenstoffe, die bei Infektionen gebildet werden und dem übrigen Körper mitteilen, dass eine Entzündung besteht. Sie hören ganz richtig, auch die Adipositas ist eine Entzündung. Keine mit dicken Eiterbeulen oder auch nur kleinen Pickeln, aber eine ordentliche Leberentzündung kann man bei vielen Dicken finden. Deswegen verwundert es auch nicht, dass es zwischen dem Leptin und anderen Entzündungsvermittlern wie dem Interleukin-6 Gemeinsamkeiten gibt. So werfen der Interleukin-6-Rezeptor und der Leptin-Rezeptor neben ihren eigentlichen Wirkungen auch die Produktion von allerlei „Gesocks" an: Es entsteht Suppressor Of Cytokine Signaling 3, kurz SOCS-3. Ich sehe Ihre verdrehten Augen – wieder so ein auf Knautsch-Sound gekürzter Bandwurmname. Ich kann es nicht ändern, das Ding heißt nun mal so.

Dies „Gesocks" wirkt wie eine Bremse auf all das, was der aktivierte Rezeptor in Sachen Sättigung gerade in die Wege geleitet hat. Das „Gesocks" fällt dem Zytokin- respektive Leptin-Rezeptor in den Rücken. Klassischer Rückkopplungsmechanismus, sagt der Biochemiker: Das Endprodukt einer Reaktion hemmt den Beginn derselben. So wird eine fortwährende Signalverstärkung verhindert und ein Signal kann sich auf ein gewisses Normalmaß einpendeln.

Doch wie es immer so geht, keiner treibt nur das, was er soll. Und daher kommt jetzt wieder die eingangs erwähnte, eingehäkelte Adenylatcyclase ins Spiel. Denn auch das von ihr hergestellte cAMP, dieser kleine innerzelluläre Botenstoff ist in der Lage, die Produktion von SOCS-3 anzuwerfen. Ist es nicht unglaublich, was Leute in ihren Labors austüfteln? Aus Nervenzellen, die in kleinen Glasschälchen kultiviert werden? Es begeistert mich immer wieder. Übrigens dauert es 2–4 Stunden, bis cAMP die Produktion des „Gesocks" angeworfen hat. Sogar das ist erforscht.

93. Glutamat bremst Leptin aus

Sands et al. 2006

William Sands hat untersucht, auf welchem Weg cAMP die SOCS-3-Produktion ankurbelt, aber ich verschone Sie mit den Einzelheiten. Weshalb erzähle ich das alles? Deshalb: Arcuatus-Zellen haben in enger Nachbarschaft Glutamat- und Leptin-Rezeptoren auf ihren Zellwänden. Kommt Glutamat an, macht es den Kalziumkanal auf, Kalzium erregt Calmodulin, Calmodulin erregt die Häkelcyclase, die aus ATP die kleinen cAMPs bastelt. cAMP wandert in den Zellkern, schaltet die Produktion von SOCS-3 ein – und 2–4 Stunden später ist der Leptin-Rezeptor lahmgelegt und kann keine Sättigungssignale mehr weitergeben.

94. Ein Lichtblick

Münzberg et al. 2004

Jetzt muss ich Ihnen noch von Heike Münzberg und ihren Kollegen erzählen, denn sie liefern uns das Puzzleteil mit dem Lichtblick für die Dicken mit gestörter Appetitregulation. Gegenstand der Untersuchungen waren DIO-Mäuse. DIO steht für Diet-Induced Obesity – fett aufgrund von Überernährung, im Gegensatz zur genetisch bedingten Fettsucht. Jedenfalls fanden die Wissenschaftler heraus, dass DIO-Mäuse deutlich mehr „Gesocks" in den Zellen ihres Nucleus arcuatus aufweisen. Das bedeutet, dass der Arcuatus dieser Mäuse leptinresistent ist. Mit anderen Worten: Die überfütterten, übergewichtigen Tiere reagieren nicht oder nur unzureichend auf das Sättigungssignal Leptin, weil ihr Leptin-Rezeptor lahmgelegt ist.

Liegt das am Glutamatgehalt des Futters? Wir wissen es nicht, und Frau Münzberg hat es auch nicht untersucht. Aber lassen Sie uns einmal spekulieren, das ist nett und schafft die Vorbedingung für kommende Untersuchungen:

Wenn also das Glutamat den NMDA-Rezeptor aktiviert, der zum cAMP-Anstieg führt und das „Gesocks" anlockt, das wiederum den Leptin-Rezeptor blockiert, dann können wir davon ausgehen, dass die Sättigungsregulation von DIO-Dicken nicht dauerhaft im Eimer ist. Wir können hoffen, dass das Lahmlegen der Appetitregulation eintritt, bevor die Arcuatus-Zellen exzitotoxisch – durch glutamatbedingte Übererregung – endgültig verendet

sind. Wir können hoffen, dass mit einer Verringerung der Glutamatzufuhr (oder mit Memantine) die SOCS-3-blockierten Arcuatus-Zellen ihre Funktion als Sättigungsvermittler wieder aufnehmen.

Die jüngsten Erfolge, die ich bei adipösen Patienten unter einer glutamatarmen Kost sehe, machen Hoffnung, dass die Sättigungsregulation sich auf diesem Weg tatsächlich wieder erholen kann.

Nicht nur Glutamat allein – wir kommen allmählich zum Schluss

Ein bisschen Sozialpsychologie und einige Tipps, wie man den Tücken der modernen Ernährung entgehen und trotz allem (s)ein gesundes Gewicht erreichen und auch halten kann

Sie erinnern sich vielleicht an meinen Freund Stan Ulijaszek, der mich ganz zu Anfang durch die Geschichte von den Cook-Insulanern so nachhaltig beeinflusst hat. Vor einigen Monaten trafen wir uns erneut und er bat mich, ein Buch für seine Zeitschrift zu rezensieren: *The Social Psychology of Food* (Die Sozialpsychologie des Essens). Angesichts der Schwemme von Literatur zu Molekularbiologie, Rezeptoren, Informationsverarbeitung und all dem, was wir gerade gemeinsam gepuzzelt haben, lag dies Buch länger als sonst bei mir herum. Hätte ich gewusst, wie die Lektüre von Mark Conner und Christopher Armitage erheitert, ich hätte das Buch sofort gelesen. Nun las ich es erst neulich, und ich will Sie daran teilhaben lassen, weil es genau in das letzte Kapitel passt.

Die beiden englischen Sozialpsychologen aus Leeds und Sheffield kümmern sich nicht im Geringsten um die Biochemie von Nahrung, Verdauung und Regulation. Sie haben noch nicht einmal mitbekommen, dass es einen Umami-Geschmacksrezeptor gibt. Sie lassen ihre Beobachtungen und Gedanken ausschließlich um die Gefühle und Verhaltensmuster ihrer mampfenden Mitbürger kreisen. Hier geht es nicht um tatsächliche Kostformen und chemische Inhaltstoffe der Nahrung, hier geht es um „gefühlte Werte". Deutlich wird in diesem Tanz um Meinung, Emotion und Vorurteile, wie schwer es fallen muss, trotz und vielleicht gerade wegen des längst vorhandenen Wissens um Körper und Ernährung unsere Essgewohnheiten den tatsächlichen biologischen Bedürfnissen anzupassen. Aber ich will Ihnen nicht das Buch noch einmal rezensieren. Ich will nur einige Stellen herauspicken, die mir besonders gefallen haben.

95. Balz-Essen

Mori et al. 1987

Hier untersuchten drei Wissenschaftler das Verhalten von männlichen und weiblichen Personen, deren sexuelles Interesse füreinander im Voraus manipuliert worden war und für die nun im Rahmen einer „Partnervermittlungsstudie“ ein erstes gemeinsames Essen inszeniert wurde. Es zeigte sich, dass Frauen weniger essen, sobald sie mit einem begehrenswerten Mann zusammentreffen. Männer essen generell etwas weniger, wenn sie mit einem Partner speisen, lassen sich aber hinsichtlich ihrer Verzehrmengen nicht von weiblicher Attraktivität beeinflussen. Nur wenn Männer anderen Männern imponieren möchten, wird mehr gegessen.

96. Ess-Moral

Stein & Nemeroff, 1995

Jeder kennt die Redewendung: Du bist, was du isst. Und so wird offenbar auch anderen gegenüber geurteilt. Richard Stein und Carol Nemeroff unternahmen den Versuch, den moralischen Unterton zu beleuchten, der jedem Essen innewohnt. Personen, die sich „gut ernährten“, also gesunde, nicht dick machende Kost verzehrten, wurden gleich als „moralisch gute Leute“ eingestuft, während jene, die sich „schlecht“ ernährten, auch eher zu den üblen Typen gerechnet wurden. So gesehen hat eben jeder selbst Schuld, der nicht aufpasst und deshalb dick wird.

97. Fett-Urteil

Crandall 1994

Christian Crandall setzte diesen kleinen, garstigen Einblicken in unsere Psyche noch eine weitere Scheußlichkeit hinzu. Er fand heraus, dass die allgemeinen Vorurteile gegenüber adipösen Menschen deutliche Ähnlichkeiten mit einer Reihe rassistischer Vorurteile aufwiesen.

Wir lesen weiter: Es kommen Übersichten über die nicht enden wollende Literatur über den Einfluss des Fernsehens auf das Essverhalten und die Gewichtsentwicklung. Über 22 000 Fernsehreklame-Spots müssen US-amerikanische Kinder pro Jahr über sich ergehen lassen. In mehr als der Hälfte dieser Spots geht es ums Essen, um Nahrungsmittel, die in fast allen angepriesenen Fällen mehr Kalorien, Fett, Salz und Zucker enthalten als für Kindernahrung offiziell empfohlen wird.

98. Werbungs-Essen

Lewis & Hill 1998

Miranda Lewis und Andrew Hill aus Leeds untersuchten die 91 Stunden Kinderfernsehsendungen und die darin enthaltenen Werbespots einer ganzen Woche und fanden heraus, dass etwa die Hälfte der Zeit, in der Werbung ausgestrahlt wurde, auf Nahrungsmittelwerbung entfiel. Je 30 % davon unterstrichen die Vorzüge von Frühstücksflocken oder Snacks, in 21 % ging es um Fertigprodukte, in knapp 6 % um Fastfood. Erst an zweiter Stelle der Werbespots stand Spielzeug. Und während die Non-Food-Produkte eher als Schnäppchen für die Eltern angepriesen wurden, bewarb man die Nahrungsmittel mit humorigen Animationen, die die Laune der kleinen Zuschauer verbessern sollten. In feinsinnig-englischer Art schlossen die Autoren, dass der Wert der in Werbespots beworbenen Nahrungsmittel aus Kindersendungen eher „zweifelhaft" sei.

Ich könnte noch weitermachen, aber ich weiß, dass wir einen großen Bogen geschlagen haben, von den Cook-Insulanern zur Wurstpackung, vom Geschmacksverstärker zum Nucleus arcuatus, von dort zur Adipositas und wieder zurück zu Stan und der Sozialpsychologie. Und ich denke, es ist an der Zeit, zu einem Resümee zu kommen.

Wir können nicht zurück

Auch wenn es bis vor etwa 20 Jahren bei uns in Deutschland die Adipositas im heutigen Ausmaß nicht gegeben hat, können wir moderne Fertigprodukte, Fastfood und vor allem die ausufernden Ernährungsempfehlungen nicht einfach ignorieren. Wir können nicht zurück in Omas paradiesische Küche, in der es nur ein einziges Kochbuch gab, aber kaum Diätempfehlungen, in der vom Sonntagsbraten kein Fett entfernt und für den Kuchen reichlich Sahne geschlagen wurde. Wir hören von allen Seiten Ratschläge, wie man essen soll, es haben sich moderne Essensgewohn- mit Halbwahrheiten vermengt, aus denen wir uns nicht mehr lösen können.

Aber wir haben inzwischen viel gelernt

Adipositas ist weder allein ein Problem der Kalorienzufuhr noch allein ein Problem des Kalorienverbrauchs. Adipositas ist das Resultat einer langfristigen Störung der Appetitsteuerung. Natürlich führt jede akute Verknappung von Brennstoff – sprich jede Reduktion von Kalorien und auch jedes Sparen von Fett – zunächst zu einem Gewichtsverlust. Davon leben alle Schlankheitskuren. Und natürlich führt jede körperliche Aktivität zu einer zusätzlichen Verschwendung von Brennstoff. Davon leben alle Bewegungsprogramme. Aber alles Hungern und Walken behebt nicht das ursächliche Problem der Adipösen.

Wir alle besitzen ein unglaublich stabiles natürliches Appetitregulationssystem, das uns ermöglicht, über Jahre unser Körpergewicht in engen Grenzen konstant zu halten. Dieses System braucht keinen Nachhilfeunterricht aus Diätzeitschriften. Aber wir müssen dieses System pflegen und erhalten.

Wir wissen, wie leicht es ist, sich zu überfressen. Vieles entspricht traditionellen Verhaltensmustern: Wir wollen in Gesellschaft sein, wir laden Gäste, wir essen abends, wir tischen reichlich auf und wir feiern die Feste, sooft sie fallen. Aber es ist nicht alle Tage Weihnachten, auch nicht Geburtstag. Und in den vielen Tagen zwischen den Festen haben wir eigentlich alle Zeit der Welt, Gewicht und Kalorienbedarf wieder aufeinander abzustimmen. Wir sollten daher unsere täglichen Gepflogenheiten überdenken. Welche davon sind uns lieb, und welche wiederholen wir jeden Tag nur aus Trägheit? Wer jeden Abend so lange vor dem Fernseher sitzt, bis ihn der wiedererwachte Nachthunger vor den Kühlschrank treibt, sollte diese Gepflogenheit prüfen. Desgleichen der, der täglich Fastfood isst oder vorwiegend aus Dosen und Tüten lebt.

Wir haben das komplexe Netzwerk der Sättigungsregulation kennengelernt und die Bedeutung, die die Aminosäure Glutamat bei der neuronalen Verknüpfung dieses Netzwerks spielt. Wir haben Faktoren kennengelernt, die kurzfristig Einfluss nehmen auf die Mengen, die wir in uns hineinstopfen:

» die Portionsgröße,
» die Energiedichte,
» die Unterzuckerung nach Speisen mit hohem glykämischem Index,
» das Essen in Gesellschaft,
» das nächtliche Schlemmen
» und selbst die Geschwindigkeit, mit der wir essen.

Wir wissen, dass wir unsere Sättigungsregulation auch langfristig außer Kraft setzen können: Nicht nur durch andauernde Störungen der kurzfristigen Regulation. Und nicht nur durch den Zusatz von Mononatriumglutamat aus der Streubüchse. Es gibt auch viele natürliche Nahrungsmittel und Nahrungsbestandteile, die reich an freiem Glutamat sind. Essen Sie auch so gern Parmesan auf Tomatensauce? Das sind zwei natürliche Lebensmittel, die uns mit ihrem hohen Anteil von freiem Glutamat Appetit machen. Und es sind nicht Reis, Mais oder gar die Süßkartoffel, die wir zu unseren Lieblingsgerichten küren. Gerade ergab eine deutschlandweite Befragung, dass in der Hitliste der Lieblingsessen die Reisgerichte „weit abgeschlagen“ am Ende stehen. Auf den vorderen Plätzen, bei Pizza und Spaghetti, wird klar: Es ist vor allem das Weizenmehl, das so gut klebt und sich auch wegen seines hohen Glutamatanteils hervorragend zur Verarbeitung in der globalen Küche eignet.

Das alles wissen Sie jetzt. Und Sie ahnen, dass Sie sich um Ihren Body-Mass-Index eigentlich nicht mehr zu kümmern brauchen, wenn Sie sparsam mit der Aminosäure Glutamat sind.

Wo sich das Glutamat versteckt

99. Eine Liste von Nahrungsmitteln, sortiert nach Glutamatgehalt

Hartmann et al. 2005

Jetzt wollen Sie endlich wissen, in welchen Lebensmitteln wie viel Glutamat enthalten ist. Für diejenigen unter Ihnen, die sich noch einmal in Zahlen vertiefen möchten, folgt eine Tabelle häufig verwendeter Lebensmittel. Sie gibt Ihnen einen Überblick über den Gehalt an Energie (in Kilokalorien), Protein, Fett und Kohlenhydraten. Ferner finden Sie den Gehalt von Glutamat in gebundener und – sofern bekannt – in freier Form. Sie bemerken ganz richtig: Die letzte Spalte ist fast leer. Für die meisten Lebensmittel sind uns keine Angaben bekannt.

Die Tabelle ist nach Glutamatmenge pro Kilokalorie sortiert. Das ist sehr ungewöhnlich, da tummeln sich ganz oben die „bösen Fette" wie Bauchspeck, Schlagsahne und Schokolade zwischen verschiedenen Obstsorten und im unteren Drittel drücken sich Spinat und Spargel bei Brathähnchen und Eisbein herum. Wir sind aber inzwischen sehr zuversichtlich, dass Sie das Besondere an dieser Zusammenstellung verstehen. Ihr Körper braucht Kalorien zum Sattwerden. Die Liste erleichtert Ihnen die Suche nach Nahrungsmitteln, die wenig Glutamat enthalten, aber trotzdem einen hohen Nährwert aufweisen. Wir wissen, dass diese Liste Sie jetzt nicht mehr verleiten wird, nur noch von Olivenöl, Kartoffelstärke und Mayonnaise leben zu wollen, aber wir hoffen, dass Sie angesichts dieser Zusammenstellung verstehen, warum man den Konsum von Magerquark, von magerem Fisch und allzu viel Hirschrücken überdenken könnte.

Übrigens, lassen Sie sich beim Einkaufen nicht von sogenannten „Clean Labels" verwirren. Weil Glutamat ein natürliches Produkt ist, schützen Etikettierungen wie: „ohne Mononatriumglutamat" nicht davor, dass in der Nudeldose nicht doch viel freies Glutamat enthalten ist – allein wegen der Mengen an Tomatenkonzentrat und Käse.

Energiedichte (kcal) pro 100 g in ausgewählten Lebensmitteln sowie Gehalte an Protein (g), Fett (g), Kohlenhydraten (g) und proteingebundenem Glutamat (mg). Aufgelistet sind ferner der Glutamatgehalt pro Kilokalorie (mg/kcal), der prozentuale Glutamatanteil im Protein (%) und der Anteil an freiem, das heißt nicht proteingebundenem Glutamat (mg) pro 100 g.
Die Tabelle macht deutlich, warum uns gerade lange gereifte Käse, Nüsse und trockene Schinken so gut schmecken: Hier ist reichlich Umami drin.

	Energie (kcal)	**Protein (g)**	**Fett (g)**	**KH (g)**	**Glu (mg)**	**Glu (mg/kcal)**	**Glu/Protein (%)**	**freies Glu (mg)**
Olivenöl	882	0	99,7	0,2	0	0		
Sonnenblumenöl	882	0	99,9	0	0	0		
Margarine	712	0,2	80	0,4	40	0,06	20	
Butter	737	0,7	83	0,6	136	0,2	21	
Blütenhonig	315	0,4	0	77	70	0,2	19	
Kartoffelstärke	342	0,6	0,1	83	92	0,3	16	
Mayonnaise	728	1,3	81	2,2	209	0,3	16	
Apfel	53	0,3	0,4	12	24	0,5	7,3	
Süßkirsche	64	1	0,3	13	34	0,5	3,4	
Sauerkirsche	57	0,9	0,4	11	31	0,5	3,4	
Pflaume	47	0,6	0,2	10	27	0,6	4,5	
Trockenpflaume	258	3,3	1,2	56	152	0,6	4,6	
Bauchspeck	785	3,2	87	0	489	0,6	15	
Birne	52	0,4	0,3	12	35	0,7	8	
Ananas	56	0,5	0,2	12	56	1	12	
Avocado	188	1,9	20	0,4	216	1,2	11	
Banane	95	1,2	0,2	21	114	1,2	9,9	
Zitrone	56	0,8	0,7	7,9	76	1,4	10	
Batate (Süßkartoffel)	108	1,6	0,6	23	149	1,4	9,5	
Schlagsahne, 30 %	296	2,4	31	3,2	498	1,7	21	
Wassermelone	37	0,6	0,2	7,9	64	1,7	11	
Schmand, 30 %	287	2,5	30	2,4	508	1,8	20	
Kiwi	61	1	0,6	11	113	1,9	11	
Orange	47	1	0,2	9,3	93	2	9,4	
Weintraube	71	0,7	0,3	16	144	2	21	
Milchschokolade	535	8,4	31	56	1191	2,2	14	
Aprikose	43	0,9	0,1	8,7	106	2,5	11	
Aprikose, getrocknet	255	5,6	0,6	52	629	2,5	11	
Stachelbeere	42	0,8	0,2	8,1	128	3,1	15	
Schokoladenguss	453	8,9	21	57	1440	3,2	16	
Erdbeere	35	0,8	0,4	6,1	114	3,3	15	

	Energie (kcal)	Protein (g)	Fett (g)	KH (g)	Glu (mg)	Glu (mg/kcal)	Glu/Protein (%)	freies Glu (mg)
Nougat-Rohmasse	511	8,5	32	47	1710	3,4	20	
Pfirsich	41	0,8	0,1	9	151	3,7	19	
Rote Johannisbeere	45	1,2	0,2	7,7	171	3,8	15	
Cornflakes	355	7,2	0,6	79	1354	3,8	19	
Reis, gekocht	114	2,5	0,2	25	461	4	19	
Rhabarber	13	0,7	0,1	1,3	53	4,1	7,7	
Croissant	511	7,3	34	45	2161	4,2	30	
Kartoffel, frisch	74	2	0,1	16	324	4,4	16	102
Maismehl	354	8,3	2,8	73	1570	4	19	
Walnuss, frisch	667	15	64	11	2973	4,5	20	658
Haselnuss	635	13	61	11	2901	4,6	22	
Knoblauch	140	6,4	0,1	28	774	5,5	12	99
Himbeere	36	1,3	0,3	5,3	203	5,6	16	
Eigelb	342	16	31	0,3	1964	5,7	12	
Pistazie, geröstet, gesalzen	615	18	54	16	3721	6,1	21	
Marzipan-Rohmasse	506	13	34	38	3129	6,2	25	
Mohrrübe (Möhre)	30	0,9	0,2	5,9	186	6,2	21	33
Kürbiskern, frisch	560	24	46	14	3782	6,8	16	
Zwiebel	31	1,3	0,3	5,7	211	6,8	17	18
Roggenbrot	217	5,9	1	45	1579	7,3	27	
Paprikaschote	20	1	0,3	3	146	7,3	14	8
Haferflocken	370	13	7	63	2756	7,5	22	
Roggenvollkornbrot	201	6,1	1	41	1667	8,3	27	
Erdnuss, geröstet, gesalzen	568	25	48	9,3	4900	8,6	20	
Salzstangen	350	9,1	0,5	76	3063	8,8	34	
Erdnuss, frisch	568	25	48	9,7	5002	8,8	20	
Joghurt, vollfett	66	3,3	3,8	4	584	8,9	18	
Weißbrot	258	7,6	3,4	49	2309	9	30	
Roggenmischbrot	213	7	1,3	43	1962	9,2	28	
Eisbergsalat	13	1	0,2	1,6	122	9,4	12	10
Bohnen, grün	25	2,2	0,2	3,4	237	9,5	11	
Brötchen	253	7,7	1,4	51	2436	9,6	32	
Knäckebrot	366	11	2,1	75	3528	9,6	32	
Ei, frisch	152	13	11	0,8	1540	10	12	

	Energie (kcal)	Protein (g)	Fett (g)	KH (g)	Glu (mg)	Glu (mg/kcal)	Glu/Protein (%)	freies Glu (mg)
Kohlrübe	30	1,1	0,2	5,7	305	10	28	
Kuhmilch, vollfett	64	3,3	3,5	4,8	670	11	20	2
Grünkohl	37	4,2	0,9	2,6	389	11	9,4	
Hackfleisch vom Schwein, frisch	256	18	21	0	2748	11	16	
Suppenhuhn	250	19	20	0	2759	11	15	44
Vollkornmehl	309	11	2,4	60	3459	11	30	
Hering, gebraten	232	20	17	0	2601	11	13	
Quark, Vollfettstufe	157	8,5	12	3	1777	11	21	
Gorgonzola	356	19	31	0	4055	11	21	1200
Weißkohl	25	1,4	0,2	4,2	288	12	21	50
Erbsen	78	6,4	0,5	11	910	12	14	106
Spaghetti/Makkaroni	360	13	2,7	70	4276	12	34	
Aubergine	17	1,1	0,2	2,5	205	12	18	6
Feta	236	17	19	0	2890	12	17	
Kohlrabi	26	1,9	0,1	4,1	320	12	17	
Porree (Lauch)	26	2	0,4	3,5	329	13	17	
Schwarzwurzel	16	1,4	0,2	1,9	210	13	15	
Blumenkohl	23	2,5	0,3	2,4	303	13	12	
Scheiblettenkäse	271	17	20	6,3	3595	13	21	
Makrele, frisch	189	19	13	0	2542	14	14	
Rotkohl	24	1,5	0,2	3,7	327	14	22	
Kopfsalat	12	1,2	0,2	1,2	165	14	14	10
Kuhmilch, fettarm	48	3,4	1,6	4,9	690	14	20	2
Champignon, frisch	15	2,8	0,3	0,5	218	15	7,9	180
Camembert	298	21	24	0	4358	15	21	
Hackfleisch vom Rind, frisch	207	20	14	0,5	3078	15	16	33
Gurke	12	0,6	0,2	1,7	181	15	28	1
Edamer	352	25	28	0	5344	15	21	
Emmentaler	390	28	31	0	5987	15	21	
Parmesan	440	32	35	0	6848	16	21	1200
Rindergulasch, fett	190	19	16	0	2959	16	15	33
Sojabohnen, frisch	143	12	5,9	10	2261	16	19	
Fenchel	23	2,1	0,3	2,8	365	16	17	

	Energie (kcal)	Protein (g)	Fett (g)	KH (g)	Glu (mg)	Glu (mg/ kcal)	Glu/ Protein (%)	freies Glu (mg)
Mozzarella	255	19	20	0	4066	16	21	
Brokkoli	27	3,5	0,2	2,5	439	16	12	176
Buttermilch	37	3,3	0,5	4,2	607	16	19	2
Tomate	19	0,9	0,2	3,0	315	17	36	246
Brathähnchen	173	19	11	0	2876	17	15	44
Spinat	18	2,6	0,3	0,6	302	17	12	39
Eisbein (Haxe), frisch	179	20	11	0	3256	18	16	23
Spargel	20	2,1	0,1	2,4	371	19	18	44
Lachs, geräuchert	148	20	7,4	0	2793	19	14	20
Rosenkohl	37	4,2	0,4	3,7	708	19	17	
Schweinefleisch, frisch	161	20	8,8	0	3264	20	16	23
Tofu	77	8,1	4,8	0,5	1585	21	20	
Rinderroulade, mittelfett	149	20	7,7	0	3196	22	16	33
Sojamehl	345	39	21	0,4	7526	22	20	
Karpfen, frisch	116	18	4,9	0	2573	22	14	
Rindersteak, mittelfett	150	23	6,6	0	3660	24	16	33
Schinken	121	19	4,3	1,1	3112	26	16	300
Schweinekotelett	134	21	5,3	0	3455	26	16	23
Forelle, frisch	111	20	3,3	0	2940	27	15	
Tintenfisch, frisch	81	16	1	2	2241	28	14	
Hühnereiweiß	48	11	0,2	0,8	1373	29	13	
Hirschrücken	113	21	3,3	0	3296	29	16	
Scholle, frisch	87	18	1,7	0	2566	30	15	
Krabben, klein, frisch	91	19	1,4	0,7	2697	30	15	20
Kabeljau, frisch	78	18	0,7	0	2504	32	14	
Quark, Magerstufe	75	14	0,2	4	2822	38	21	

Für alle, die ihre tägliche Ernährung einmal durchrechnen möchten, sei auf folgende Adresse im Internet hingewiesen: www.foodimat.de. Was macht der Foodimat? Er kennt die wesentlichen Bestandteile der bei uns üblichen Lebensmittel und ermöglicht es, sie nach bestimmten Gesichtspunkten auszuwählen. So hilft Ihnen der Foodimat, sich ausgeglichen zu ernähren, zum Beispiel die tägliche Zufuhr von Glutamat gering zu halten.

Nachschlag

Wir waren zu neugierig

Wir wollten wissen, was denn nun drin ist in industriell gefertigten Pizzas und Dosenkost. Fertigprodukte liegen zuhauf in den Lebensmitteltruhen und Regalen, sie sind brilliant gemacht und für viele Zeitgenossen offenbar sogar attraktiver als manche traditionelle Nahrung. Aber umfassende Analysen ihrer Inhaltstoffe sind nirgends veröffentlicht. Weder die großen Deutschen Institute für Ernährungsforschung noch die Industrie selbst waren in der Lage, uns die Konzentration von freien Aminosäuren in Pizza, Spaghetti, Cheeseburger, Currywurst, Linsen- und Erbsensuppen, Hühner- und Pilzgerichten zu nennen.

Darum ließen wir im Stoffwechsellabor der Universitätskinderklinik Heidelberg 26 der in Deutschland meistgekauften Fertigprodukte analysieren. Wir möchten Sie ganz zum Schluss nicht noch mit Zahlen langweilen und beschränken uns auf zweimal Ravioli in Tomatensauce. Nummer 1 ist besonders gekennzeichnet mit „ohne Zugabe von Geschmacksverstärker Glutamat". Nummer 2 ist besonders gekennzeichnet als „fettarm und ohne Konservierungsstoffe lt. Gesetz". Das freut den „aufgeklärten" Verbraucher.

Zutatenliste von Ravioli-Dose 1

Tomatensauce (80 %):

Wasser, Tomatenmark 16 %, modifizierte Stärke, Zucker, Möhren, jodiertes Speisesalz, Zwiebeln, Weizenmehl, pflanzliches Öl, Branntweinessig, Curry (enthält Senf), Verdickungsmittel (Guarkernmehl, Xanthan), Aroma, Gewürze

gefüllte Ravioli (20 %):
Teigtaschen (Wasser, Hartweizengrieß, Vollei 1,5 %), Füllung (Schweinefleisch 1,5 %, Weizenpaniermehl, pflanzliches Fett, Speisesalz, Aroma, Weißwein, Kräuter, Gewürze)

Eiweißgehalt 11 Energieprozent: Sie kennen sich aus, das ist nicht viel.

Fettgehalt 15 Energieprozent. Das entspricht modernen Vorstellungen von fettarm und unterschreitet die bisherige Empfehlung von 30 % um die Hälfte.

Dazu kommen 74 Energieprozent aus Kohlenhydraten, deren glykämischen Index wir nicht kennen.

Zutatenliste von Ravioli-Dose 2

Tomatensauce (71,3 %):

Wasser, Tomatenmark (26,4 %), modifizierte Stärke, Jodsalz, Zucker, Speckfett, Gewürze, Sonnenblumenöl, Weinessig mit Estragonauszügen (Weinessig, Aroma), Geschmacksverstärker Mononatriumglutamat, Sellerie, Kräuter, Rauch

Ravioli (28,7 %):
Hartweizengrieß, Wasser, Paniermehl (Weizenmehl, Hefe, Jodsalz), Schweinefleisch, Weizenkleber, Sonnenblumenöl, Weizendunst, Gewürze, Jodsalz, Speck, Hefeextrakt, Kräuter, Aroma [Spuren: Milch, Ei, Soja, Senf]

Eiweißgehalt 17 Energieprozent

Fettgehalt 18 Energieprozent

Kohlenhydrate 65 Energieprozent

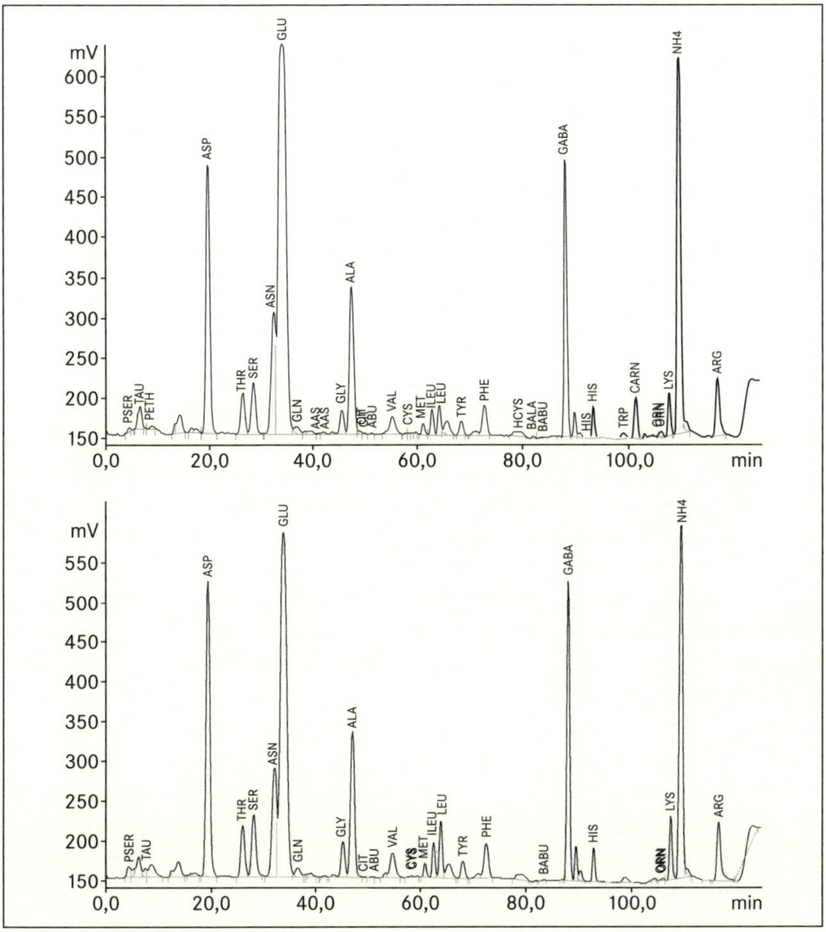

Abbildung 14: Ausschnitt aus den Ergebnissen der Heidelberger Analyse: typisches Aminosäuremuster von Ravioli aus der Dose (oben) und vegetarischen Spaghetti (unten)

Aber unterscheiden sich die beiden Raviolis? Nein. Die Heidelberger Analysen zeigen in beiden Dosen ein fast identisches Muster von freien Aminosäuren. Selbst der Gehalt an freiem Glutamat ist in den Ravioli ohne „Geschmacksverstärker" nur um ein Drittel geringer als in der anderen Dose. Wollen Sie noch mehr sehen? Dann schauen Sie auf die Abbildung 14. Oben sehen Sie das Aminosäurespektrum aus der Ravioli-Dose 1, unten das Spektrum vegetarischer Spaghetti. Und wo unterscheidet sich die vegetarische von der fleischlichen Kost? Man muss ein Luchs sein, um die winzige Carnosin-Spitze (CARN) oben rechts zu erkennen, die das Fleisch in den Ravioli beweist.

Dazu finden wir in beiden Produkten je etwa 0,16g GABA, Gamma-Amino-Buttersäure. Sie erinnern sich an den Neurotransmitter aus dem Fressautomaten im Fastfood-Kapitel? Wir wissen nicht, ob GABA in die Ravioli-Dose gehört. Wir wissen auch nicht, ob dieses GABA den Weg in den Hypothalamus findet und dort in unsere Appetitregulation eingreift. GABA entsteht aus Glutamat. Es muss nur ein kleines Eckchen abgeknipst werden. Das machen viele Pflanzen routinemäßig. Aber gab es GABA schon im Hartweizen, bevor er zur Nudel mutierte? Wir sind nicht glücklich darüber, dass wir all dies nicht wissen. Wir sind aber noch weniger glücklich darüber, dass wir Neurotransmitter in Fertiggerichten finden, ohne dass dies ausreichend untersucht wurde, bevor die Lebensmittel auf den Markt gebracht wurden.

Bis vor kurzem waren Lebensmittel Produkte, auf die sich die Menschen über Jahrtausende eingestellt hatten und deren Verträglichkeit empirisch überprüft war. Das hat sich in den vergangenen Jahren geändert, die Küche ist globaler und bunter geworden. Und sie wird von Fastfood und Fertiggerichten dominiert. Fastfood und Fertiggerichte beschränken sich aber nicht darauf, uns die Gerichte aus fernen Küchen näher zu bringen. Fastfood und Fertiggerichte sind „Designerprodukte", wie die neue Herbstmode. Die Heidelberger Analyse deutet darauf hin, dass diese Produkte technisch optimiert werden, um den „globalen Geschmack" optimal zu treffen. Für diese Ansicht sprechen auch Geschmackstests, die wir mit 6 pürierten Fertigprodukten durchführten. In diesen Tests konnten nur 18 von 68 Personen Pizza und Ravioli von Spaghetti, Hähnchen Cordon Bleu oder Cheeseburger unterscheiden. Lediglich Linsensuppe wurde von vielen am Geschmack erkannt. Ein Drittel der Testpersonen war nicht in der Lage, wenigstens drei der sechs Proben richtig einzuordnen.

Die Doppelfunktion von Glutamat kennen wir: Glutamat reizt den Geschmackssinn, vermittelt Umami, und Glutamat greift als Neurotransmitter in die Regulation unseres Appetits ein. Es verwundert also nicht, dass wir Glutamat in Fertigprodukten antreffen. Aber warum der Neurotransmitter GABA?

Wir können nicht verstehen, dass für pharmazeutische Produkte strenge Auflagen gelten, dass es aber kein dem Arzneimittelrecht entsprechendes Gesetz für chemisch optimierte Designer-Lebensmittel gibt, die in die Geschmacksbildung und die Sättigungsregulation eingreifen und dort sogar Schaden anrichten können. Wir haben kein Verständnis dafür, dass jedermann technisch manipulierte Substanzen, deren Ausgangsprodukt einmal ein Lebensmittel war, zum Verzehr anbieten darf, ohne deren Sicherheit überprüft zu haben.

Anhang: Praktische Tipps für den „Entzug"

Vom Kochen und Würzen, nachdem die Fertigsaucen und andere „Tüten" aus der Küche verbannt wurden

Wenn Sie künftig auf zugesetztes freies Glutamat verzichten möchten, muss ich Sie warnen. Es kann nämlich passieren, dass Ihnen die Wurst ohne Glutamatzusatz nicht so gut schmeckt wie die gewohnten glutamathaltigen Sorten. Es kann auch sein, dass Ihr Gaumen meldet, es fehle der selbst gemachten Sauce „ohne Tüte" am letzten Pfiff. Seien Sie darauf gefasst - und halten Sie durch, es lohnt sich.

Von Köchen und Metzgern ist gelegentlich zu hören, dass sich die Kundschaft mit glutamatärmeren Würsten schwer tut. Von Winzern wird berichtet, dass sie ihren eigenen Wein nicht wiedererkannten, wenn sie zuvor ein Gericht mit Mononatriumglutamat in der Sauce gegessen hatten. Es kann daher sein, dass der gewohnheitsmäßige Verzehr von viel freiem Glutamat unsere Geschmackswahrnehmung verändert. Geschmack wird erlernt, vom Mutterleib an. Mononatriumglutamat scheint zu nivellieren und das Geschmacksempfinden abzustumpfen. Wir verlernen die Fähigkeit, feine Aromen oder geschmackliche Nuancen wahrzunehmen. Dann schmeckt es irgendwann ohne Mononatriumglutamat nicht mehr.

Doch keine Sorge, es lässt sich was dagegen tun. Also, nur zu: Verbannen Sie Tüten, Päckchen, Saucenpulver und Fertiggerichte aus ihrer Küche und bereiten Sie Ihre Gerichte wieder „richtig" selbst zu. Sie wissen längst, warum Sie stattdessen nicht unbegrenzt Tomatenmark oder Parmesan verwenden sollten. Experimentieren Sie besser mit Estragon oder Oregano, mit Kreuzkümmel oder Kardamom, mit Ingwer oder Koriandergrün, mit Paprikapulver verschiedener Schärfen, mit verschiedenen Senfsorten oder Currymischungen, mit thailändischen oder indischen Gewürzpasten oder Chutneys, die es alle ohne Mononatriumglutamat gibt. Geben Sie einen Stich Butter oder einen tüchtigen Klecks Crème fraîche ans Gemüse, denn Fett ist ein hervorragender Geschmacksträger und Aroma-Transporteur. Gießen Sie einen guten Schuss Sahne oder Wein in die Bratensauce und lassen Sie sie einfach ein wenig einkochen. Übrigens werden Sie mit der Zeit bemerken, dass Kochen auch ohne Tüten schnell gehen kann.

Die schönste Belohnung wird sein, wenn Ihr Geschmacksempfinden aus dem Glutamat-Koma erwacht. Sie werden dann weder aufwärmbare Currywürste noch Instantnudelgerichte vermissen, Sie werden sie einfach nicht mehr essen wollen. Ihr Gaumen wird wieder bemerken, wie platt die „Botschaften" dieser Lebensmittel-Karikaturen sind - und Ihre Appetitregulation bekommt eine neue Chance.

Literatur

Agostoni, C. (2005): How much protein is safe? Int. J. Obes. 29: S8–13

Astrup, A. (1993): Dietary composition, substrate balances and body fat in subjects with a predisposition to obesity. Int. J. Obes. Relat. Metab. Disord. 17 (Suppl. 3): S32–S36; discussion S41–S42

Astrup, A. (2005): The role of dietary fat in obesity. Semin. Vasc. Med. 5: 40–47

Bazzano, G. et al. (1970): Monosodium glutamate: feeding of large amounts in man and gerbils. Science 169: 1208–1209

Bellisle, F. et al. (1991): Monosodium glutamate as a palatability enhancer in the European diet. Physiol. Behav. 49: 869–873

Berthoud, H. R. et al. (2001): Food-related gastrointestinal signals activate caudal brainstem neurons expressing both NMDA and AMPA receptors. Brain Res. 915: 143–154

Beyreuther, K. et al. (2007): Consensus Meeting: monosodium glutamate – an update. Eur. J. Clin. Nutr. 61: 304–313

Biesalski, H. K. (1998): Zur Bedeutung von Glutamat in der Ernährung. Ernährungs-Umschau 45: 244–246

Bisaga, A. et al. (2008): Antagonism of glutamatergic NMDA and mGluR5 receptors decreases consumption of food in baboon model of binge-eating disorder. Eur. Neuropsychopharmacol. 18: 794–802

Bloch, B. et al. (1984): Specific depletion of immunoreactive growth hormone-releasing factor by monosodium glutamate in rat median eminence. Nature 307: 272–273

Blouet, C. et al. (2008): Mediobasal hypothalamic leucine metabolism inhibits food intake and leucine activates POMC amnd LepR neurons. Appetite 51: 354

Blundell, J. E. et al. (1996): Control of human appetite: implications for the intake of dietary fat. Annu. Rev. Nutr. 16: 285–319

BMBF (Bundesministerium für Ernährung, Landwirtschaft und Verbraucherschutz) (2008): Nationale Verzehrsstudie. http://www.bmelv.de/DE/03-Ernaehrung/04-Forschung/NationaleVerzehrsstudie/NVS2__node.html

Bousquet, C. et al. (2001): cAMP neuropeptide agonists induce pituitary suppressor of cytokine signaling-3: novel negative feedback mechanism for corticotroph cytokine action. Mol. Endocrinol. 15: 1880–1890

Brantley, P. J. (2005): Environmental and lifestyle influences on obesity. J. LA State Med. Soc. 157: S19–27

Bray, G. A. (2000): Afferent signals regulating food intake. Proc. Nutr. Soc. 59: 373–384

Bray, G. A. et al. (2004): Dietary fat and obesity: a review of animal, clinical and epidemiological studies. Physiol. Behav. 83: 549–555

Brennan, B. P. et al. (2008): Memantine in the treatment of binge eating disorder: An open-label, prospective trial. Int. J. Eat. Disord. 2008 April 23; 41 (6): 520–526

Broberger, C. (2005): Brain regulation of food intake and appetite: molecules and networks. J. Intern. Med. 258: 301–327

Buchwald, H. & Williams, S. E. (2004): Bariatric surgery worldwide 2003. Obes. Surg. 14: 1157–1164

Chandrashekar, J. et al. (2006): The receptors and cells for mammalian taste. Nature 444: 288–294

Cheunsuang, O. & Morris, R. (2005): Astrocytes in the arcuate nucleus and median eminence that take up a fluorescent dye from the circulation express leptin receptors and neuropeptide YY1 receptors. Glia 52: 228–233

Chevassus, H. et al. (2002): Effects of oral monosodium (L)-glutamate on insulin secretion and glucose tolerance in healthy volunteers. Br. J. Clin. Pharmacol. 53: 641–643

Coghlan, A. (2007): Babies overfed to meet flawed ideal. New Scientist 2601: 6–7 (28.4.2007)

Conner, M. & Armitage, C. (2002): The Social Psychology of Food. Buckingham, Philadelphia (Open University Press)

Cooper, D. M. & Crossthwaite, A. J. (2006) Higher-order organization and regulation of adenylyl cyclases. Trends Pharmacol. Sci. 27: 426–431

Cordain, L. et al. (2000): Plant-animal subsistance ratios and macronutrient energy estimations in worldwide hunter-gatherer diets. Am. J. Clin. Nutr. 71: 682–692

Cota, D. et al. (2006): Hypothalamic mTOR signaling regulates food intake. Science 312: 927–930

Crandall, C. S. (1994): Prejudice against fat people: ideology and self-interest. J. Pers. Soc. Psychol. 66: 882–894

Crovetti, R. et al. (1998): The influence of thermic effect of food on satiety. Eur. J. Clin. Nutr. 52: 482–488

Currie, P. J. et al. (1995): Microdialysis as a tool to measure dietary and regional effects on the complete profile of extracellular amino acids in the hypothalamus of rats. Life Sci. 57: 1911–1923

Darcel, N. et al. (2005): Fos-positive neurons are increased in the nucleus of the solitary tract and decreased in the ventromedial hypothalamus and amygdala by a high-protein diet in rats. J. Nutr. 135: 1486–1490

de Castro, J. M. (2004). The time of day of food intake influences overall intake in humans. J. Nutr. 134: 104–111

Deutsche Gesellschaft für Ernährung (Hrsg.; 2004): Ernährungsbericht 2004. Bonn

Duva, M. A. et al. (2001): Reverse microdialysis of N-methyl-D-aspartic acid into the lateral hypothalamus of rats: effects on feeding and other behaviors. Brain Res. 921: 122–132

Duva, M. A. et al. (2002): Regional differences in feeding and other behaviors elicited by N-methyl-D-aspartic acid in the rodent hypothalamus: a reverse microdialysis mapping study. Brain Res. 925: 141–147

Duva, M. A. et al. (2005): Origins of lateral hypothalamic afferents associated with N-methyl-d-aspartic acid-elicited eating studied using reverse microdialysis of NMDA and Fluorogold. Neurosci. Res. 52: 95–106

Ebbeling, C. B. et al. (2004): Compensation for energy intake from fast food among overweight and lean adolescents. JAMA 291: 2828–2833

Ebbeling, C. B. et al. (2007): Altering portion sizes and eating rate to attenuate gorging during a fast food meal: effects on energy intake. Pediatrics 119: 869–875

Elmquist, J. K. (2001): Hypothalamic pathways underlying the endocrine, autonomic, and behavioral effects of leptin. Physiol. Behav. 74: 703–708

Foster-Powell, K. et al. (2002): International table of glycemic index and glycemic load values: 2002. Am. J. Clin. Nutr. 76: 5–56

Garlick, P. J. (2001): Assessment of the safety of glutamine and other amino acids. J. Nutr. 131 (9 Suppl.): 2556S–2561S

Geha, R. S. et al. (2000): Review of alleged reaction to monosodium glutamate and outcome of a multicenter double-blind placebo-controlled study. J. Nutr. 130: 1058S–1062S

Graham, T. E. et al. (2000): Glutamate ingestion: the plasma and muscle free amino acid pools of resting humans. Am. J. Physiol. Endocrinol. Metab. 278: E83–89

Gunnarsdottir, I. & Thorsdottir, I. (2003): Relationship between growth and feeding in infancy and body mass index at the age of 6 years. Int. J. Obes. Relat. Metab. Disord. 12: 1523–1527

Hallschmid, M. et al. (2004): Manipulating central nervous mechanisms of food intake and body weight regulation by intranasal administration of neuropeptides in man. Physiol. Behav. 83: 55–64

Halpern, B. P. (2000): Glutamate and the flavor of foods. J. Nutr. 130: 910S–914S

Hartmann, B. M. et al. (2005): Bundeslebensmittelschlüssel (BLS). Version II.3.1. Bundesforschungsanstalt für Ernährung und Lebensmittel. Karlsruhe

Havel, P. (2001): Peripheral Signals Conveying Metabolic Information to the Brain: Short-Term and Long-Term Regulation of Food Intake and Energy Homeostasis. Exp. Biol. Med. 226 (11): 963–977

Hawkes, K. et al. (1991): Hunting income patterns among the Hadza: big game, common goods, foraging goals and the evolution of the human diet. Phil. Trans. Royal Soc. London B, Biol. Sci. 334: 243–250

He, K. et al. (2008): Association of monosodium glutamate intake with overweight in Chinese adults: the INTERMAP Study. Obesity (Silver Spring) 16: 1875–1880

Hermanussen, M. (1997): Catch-up in final height after unification of Germany. Acta Med. Auxol. 29: 135–141

Hermanussen, M. (2007): No consensus on glutamate. Eur. J. Clin. Nutr. 30.5.2007 (epub ahead of print)

Hermanussen, M. & Tresguerres, J. A. F. (2003): Does high glutamate intake cause obesity? J. Ped. Endocrinol. Metab. 16: 965–968

Hermanussen, M. & Tresguerres, J. A. F. (2005): A new anti-obesity drug treatment: First clinical evidence that antagonising glutamate-gated Ca2+ ion channels with memantine normalises binge-eating disorders. Econ. Hum. Biol. 3: 329–337

Hermanussen, M. et al. (2006): Obesity, voracity and short stature: the impact of glutamate on the regulation of appetite. Eur. J. Clin. Nutr. 60: 25–31

Hermanussen, M. et al. (2008): Nutritional protein and body mass index, the neglected correlation. Acta Med Lituanica 15: 320–326

Holzwarth-McBride, M. A. et al. (1976): Monosodium glutamate induced lesions of the arcuate nucleus. II. Fluorescence histochemistry of catecholamines. Anat. Rec. 186: 197–205

Hoppe, C. et al. (2004): Animal protein intake, serum insulin-like growth factor I, and growth in healthy 2.5-y-old Danish children. Am. J. Clin. Nutr. 80: 447–452

Hoppe, C. et al. (2006): Cow's milk and linear growth in industrialized and developing countries. Annu. Rev. Nutr. 26: 131–173

Jequier, E. (2002): Leptin signaling, adiposity, and energy balance. Ann. NY Acad. Sci. 967: 379–388

Kaufhold, A. et al. (2002): Prevention of latently expressed CYP2C11, CYP3A2, and growth hormone defects in neonatally monosodium glutamate-treated male rats by the N-methyl-D-aspartate receptor antagonist dizocilpine maleate. J. Pharmacol. Exp. Ther. 302: 490–496

Keighley, E. D. et al. (2007): Nutrition and health in modernizing Samoans: temporal trends and adaptive perspectives. In: Ohtsuka, R. & Ulijaszek, S. J. (eds.): Health change in the Asia-Pacific Region: Biocultural and epidemiological approaches. Cambridge University Press

Kirchgessner, A. L. et al. (1997): Excitotoxicity in the enteric nervous system. J. Neurosci. 17: 8804–8816

Koletzko, B. et al. (2005): Protein intake in the first year of life: a risk factor for later obesity? In: Koletzko, B. et al. (eds.): Early nutrition and its later consequences: new opportunities. Perinatal Programming of Adult Health – EC Supported Research, Springer

Kramer, M. S. et al. (2004): Promotion of Breastfeeding Intervention Trials Study Group. Feeding effects on growth during infancy. J. Pediatr. 145: 600–605

Krezowski, P. A. et al. (1986): The effect of protein ingestion on the metabolic response to oral glucose in normal individuals. Am. J. Clin. Nutr. 44: 847–856

Krude, H. et al. (1998): Severe early-onset obesity, adrenal insufficiency and red hair pigmentation caused by POMC mutations in humans. Nat. Genet. 19: 155–157

Krude, H. & Gruters, A. (2000): Implications of proopiomelanocortin (POMC) mutations in humans: the POMC deficiency syndrome. Trends Endocrinol. Metab. 11: 15–22

Kugaya, A. & Sanacora, G. (2005): Beyond monoamines: glutamatergic function in mood disorders. CNS Spectr. 10: 808–819

Kuhl, J. E. et al. (2006): Exercise training decreases the concentration of malonyl-CoA and increases the expression and activity of malonyl-CoA decarboxylase in human muscle. Am. J. Physiol. Endocrinol. Metab. 290: E1296–E1303

Larhammar, D. (1996): Evolution of neuropeptide Y, peptide YY and pancreatic polypeptide. Regul. Pept. 62: 1–11

Larnkjaer, A. et al. (2006): Secular change in adult stature has come to a halt in northern Europe and Italy. Acta Paediatr. 95: 754–755

Layman, D. K. (2004): Protein quantity and quality at levels above the RDA improves adult weight loss. J. Am. Coll. Nutr. 23: 631S–636S

Layman, D. K. & Walker, D. A. (2006): Potential importance of leucine in treatment of obesity and the metabolic syndrome. J. Nutr. 136: 319S–323S

Layman, D. K. et al. (2003): A reduced ratio of dietary carbohydrate to protein improves body composition and blood lipid profiles during weight loss in adult women. J. Nutr. 133: 411–417

Lewis, M. K. & Hill, A. J. (1998): Food advertising on British children's television: a content analysis and experimental study with nine-year olds. Int. J. Obes. Relat. Metab. Disord. 22: 206–214

Liauw, J. et al. (2005): Calcium-stimulated adenylyl cyclases required for long-term potentiation in the anterior cingulate cortex. J. Neurophysiol. 94: 878–882

Lindemann, B. (2001): Receptors and transduction in taste. Nature 413: 219–225

Löffler, G. & Petrides, P. E. (2003): Biochemie und Pathobiochemie. Heidelberg (Springer)

Lopez, M. et al. (2007): Peripheral tissue-brain interactions in the regulation of food intake. Proc. Nutr. Soc. 66: 131–155

Ludwig, D. S. et al. (2001): Melanin-concentrating hormone overexpression in transgenic mice leads to obesity and insulin resistance. J. Clin. Invest. 107: 379–386

Maffei, M. et al. (1995): Weight-reducing effects of the plasma protein encoded by the obese gene. Science 269: 543–546

Meistas, M. T. et al. (1982): Integrated concentrations of growth hormone, insulin, C-peptide and prolactin in human obesity. Metabolism 31: 1224–1228

Melanson, K. J. et al. (1999): Blood glucose and meal patterns in time-blinded males, after aspartame, carbohydrate, and fat consumption, in relation to sweetness perception. Br. J. Nutr. 82: 437–446

Mendez, M. A. et al. (2005): Overweight exceeds underweight among women in most developing countries. Am. J. Clin. Nutr. 81: 714–721

Mensink, G. et al. (2002): Was essen wir heute. Robert-Koch-Institut (Hrsg.), Berlin

Millward, D. J. & Jackson, A. A. (2004): Protein/energy ratios of current diets in developed and developing countries compared with a safe protein/energy ratio: implications for recommended protein and amino acid intakes. Public Health Nutr. 7: 387–405

Mitani, H. et al. (2006): Correlation between plasma levels of glutamate, alanine and serine with severity of depression. Prog Neuropsychopharmacol. Biol. Psychiatry 30: 1155–1158

Mobius, H. J. et al. (2004): Memantine hydrochloride: pharmacological and clinical profile. Drugs Today 40: 685–695

Monno, A. et al. (1995): Extracellular glutamate levels in the hypothalamus and hippocampus of rats after acute or chronic oral intake of monosodium glutamate. Neurosci. Lett. 193: 45–48

Mori, D. et al. (1987): "Eating lightly" and the self-presentation of femininity. J. Pers. Soc. Psychol. 53: 693–702

Münzberg, H. et al. (2004): Region-specific leptin resistance within the hypothalamus of diet-induced obese mice. Endocrinology 145: 4880–4889

Nagy, J. (2004): Renaissance of NMDA receptor antagonists: do they have a role in the pharmacotherapy for alcoholism? Drugs 7: 339–350

Nahon, J. L. (1994): The melanin-concentrating hormone: from the peptide to the gene. Crit. Rev. Neurobiol. 8: 221–262

Nielsen, S. J. et al. (2002): Trends in energy intake in U.S. between 1977 and 1996: similar shifts seen across age groups. Obes. Res. 10: 370–378

Ninomiya, K. (1998): Natural occurrence. Food Rev. Int. 14: 177–217

Nobmann, E. D. (2006): persönliche Gespräche im Dezember 2006

Nobmann, E. D. et al. (1992): The diet of Alaska Native adults: 1987–1988. Am. J. Clin. Nutr. 55: 1024–1032

Olney, J. W. (1969): Brain lesions, obesity, and other disturbances in mice treated with monosodium glutamate. Science 164: 719–721

Olney, J. W. & Sharpe, L. G. (1969): Brain lesions in an infant rhesus monkey treated with monsodium glutamate. Science 166: 386–388

Pawlak, D. B. et al. (2004): Effects of dietary glycemic index on adiposity, glucose homoeostasis, and plasma lipids in animals. Lancet 364: 778–785

Pijl, H. et al. (2001): Altered neuroregulation of GH secretion in viscerally obese premenopausal women. J. Clin. Endocrinol. Metab. 86: 5509–5515

Pirozzo, S. et al. (2002): Advice on low-fat diets for obesity. Cochrane Database Syst. Rev. CD003640

Plum, L. et al. (2006): Central insulin action in energy and glucose homeostasis. J. Clin. Invest. 116: 1761–1766

Prentice, A. M. & Jebb, S. A. (2003): Fast food, energy density and obesity: a possible mechanistic link. Obesity Rev. 4: 187–194

Rada, P. et al. (2003): Extracellular glutamate increases in the lateral hypothalamus during meal initiation, and GABA peaks during satiation: microdialysis measurements every 30s. Behav. Neurosci. 117: 222–227

Reddy, V. M. et al. (1986): Dose-related stimulation of feeding by systemic injections of monosodium glutamate. Physiol. Behav. 38: 465–469

Reeds, P. J. et al. (2000): Intestinal glutamate metabolism. J. Nutr. 130: 978S–982S

Reznick, R. M. & Shulman, G. I. (2006): The role of AMP-activated protein kinase in mitochondrial biogenesis. J. Physiol. 574: 33–39

Rigby, N. (2005): Commentary: International Journal of Epidemiology – counterpoint to Campos et al., doi: 10.1091/ije/dyi261

Rolland-Cachera, M. F. et al. (1990): Relationship between adiposity and food intake: an example of pseudo-contradictory results obtained in case-control versus between-populations studies. Int. J. Epidemiol. 19: 571–577

Rolls, B. J. et al. (2002): Portion size of food affects energy intake in normal-weight and overweight men and women. Am. J. Clin. Nutr. 76: 1207–1213

Rolls, B. J. et al. (2006): Reductions in portion size and energy density of foods are additive and lead to sustained decreases in energy intake. Am. J. Clin. Nutr. 83: 11–17

Rolls, E. T. (2007): Sensory processing in the brain related to the control of food intake. Proc. Nutr. Soc. 66: 96–112

Sanders, T. A. (2003): High- versus low-fat diets in human diseases. Curr. Opin. Clin. Nutr. Metab. Care 6: 151–155

Sands, W. A. et al. (2006): Exchange protein activated by cyclic AMP (Epac)-mediated induction of suppressor of cytokine signaling 3 (SOCS-3) in vascular endothelial cells. Mol. Cell Biol. 26: 6333–6346

Saris, W. H. (2003): Sugars, energy metabolism, and body weight control. Am. J. Clin. Nutr. 78: 850S–857S

Scaglioni, S. et al. (2000): Early macronutrient intake and overweight at five years of age. Int. J. Obes. Relat. Metab. Disord. 24: 777–781

Schrattenholz, A. & Soskic, V. (2006): NMDA receptors are not alone: dynamic regulation of NMDA receptor structure and function by neuregulins and transient cholesterol-rich membrane domains leads to disease-specific nuances of glutamate-signalling. Curr. Top. Med. Chem. 6: 663–686

Speth, J. D. & Spielmann, K. A. (1983): Energy source, protein metabolism, and hunter-gatherer subsistence strategies. J. Anthropol. Archaeol. 2: 1–31

Stanley, B. G. et al. (1993): Lateral hypothalamic injections of glutamate, kainic acid, D,L-alpha-amino-3-hydroxy-5-methyl-isoxazole propionic acid or N-methyl-D-aspartic acid rapidly elicit intense transient eating in rats. Brain Res. 613: 88–95

Stanley, B. G. et al. (1996): Lateral hypothalamic NMDA receptors and glutamate as physiological mediators of eating and weight control. Am. J. Physiol. 270: R443–R449

Stegink, L. D. et al. (1983): Plasma amino acid concentrations in normal adults fed meals with added monosodium L-glutamate and aspartame. J. Nutr. 113: 1851–1860

Stein, R. I. & Nemeroff, C. J. (1995): Moral overtones of food: Judgments of others based on what they eat. Personality and Social Psychology Bulletin 21: 480–490

Stockhorst, U. et al. (2004): Insulin and the CNS: effects on food intake, memory, and endocrine parameters and the role of intranasal insulin administration in humans. Physiol. Behav. 83: 47–54

Tordoff, M. G. (2002): Obesity by choice: the powerful influence of nutrient availability on nutrient intake. Am J. Physiol. Regul. Integr. Comp. Physiol. 282: R1536–R1539

Trichopoulou, A. et al. (2002): Lipid, protein and carbohydrate intake in relation to body mass index. Eur. J. Clin. Nutr. 56: 37–43

Tschritter, O. et al. (2006): The cerebrocortical response to hyperinsulinemia is reduced in overweight humans: a magnetoencephalographic study. Proc. Natl. Acad. Sci. 103: 12103–12108

Ulijaszek, S. J. (2003): Trends in body size, diet and food availability in the Cook Islands in the second half of the 20th century. Econ. Hum. Biol. 1: 123–137

Ulijaszek, S. J. (2005): Modernisation, migration and nutritional health of Pacific Island populations. Environ. Sci. 12: 167–176

Veldhuis, J. D. et al. (1991): Dual defects in pulsatile growth hormone secretion and clearance subserve the hyposomatotropism of obesity in man. J. Clin. Endocrinol. Metab. 72: 51–59

Waldeyer, A. (1973): Anatomie des Menschen. Bd. 2. Berlin. New York (de Gruyter)

Walker, R. & Lupien, J. R. (2000): The safety evaluation of monosodium glutamate. J. Nutr. 130: 1049S–1052S

Weigle, D. S. et al. (2005): A high-protein diet induces sustained reductions in appetite, ad libitum caloric intake, and body weight despite compensatory changes in diurnal plasma leptin and ghrelin concentrations. Am. J. Clin. Nutr. 82: 41–48

Weiner, R. et al. (2003): Outcome after laparoscopic adjustable gastric banding – 8 years experience. Obes. Surg. 13: 427–434

Westerterp-Plantenga, M. S. et al. (1999): Satiety related to 24 h diet-induced thermogenesis during high protein/carbohydrate vs high fat diets measured in a respiration chamber. Eur. J. Clin. Nutr. 53: 495–502

Westerterp-Plantenga, M. S. et al. (2006): Dietary protein, metabolism, and body-weight regulation: dose-response effects. Int. J. Obes. 30: S16–S23

Willett, W. C. & Leibel, R. L. (2002): Dietary fat is not a major determinant of body fat. Am. J. Med. 113: 47S–59S

Yang, W. H. et al. (1997): The monosodium glutamate symptom complex: assessment in a double-blind, placebo-controlled, randomized study. J. Allergy Clin. Immunol. 99: 757–762

Young, L. R. & Nestle, M. (2002): The contribution of expanding portion sizes to the US obesity epidemic. Am. J. Public Health 92: 246–249

Young, L. R. & Nestle, M. (2003): Expanding portion sizes in the US marketplace: implications for nutrition counseling. J. Am. Diet. Assoc. 103: 231–234

Zhang, Y. et al. (1994): Positional cloning of the mouse obese gene and its human homologue. Nature 372: 425–432

Zheng, H. et al. (2005): Melanin concentrating hormone innervation of caudal brainstem areas involved in gastrointestinal functions and energy balance. Neuroscience 135: 611–625

Register

H

I

J

K

L

M

N

O

P

Q

Fette Vorurteile

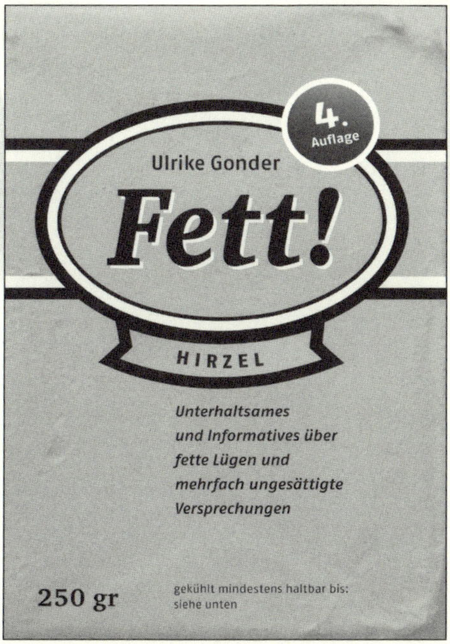

Fett!

Unterhaltsames und Informatives über fette Lügen und mehrfach ungesättigte Versprechungen

Von Ulrike Gonder
232 Seiten. 19 Abbildungen.
Div. Tabellen. Kartoniert.
ISBN 978-3-7776-1674-2

Fett ist der Feind!
So lautet das Dogma von Gesundheitsaposteln und Ernährungspropheten. Nur Fett macht fett, verkünden sie unverdrossen. Was aber, wenn dies alles bloß eine dicke Lüge ist und fettarme Kost das Leben zwar Geschmack-loser, aber nicht gesünder macht?
Ulrike Gonder räumt auf mit hartnäckigen Irrtümern. Ihr Credo: Unser Körper braucht Fett. Und: Vor Lustverzicht muss gewarnt werden.

HIRZEL

HIRZEL Verlag
Birkenwaldstr. 44 · 70191 Stuttgart · Tel. 0711 25 82 0 · Fax 0711 25 82 390
E-Mail: service@hirzel.de · Internet: www.hirzel.de